Susanna Winters

Lichtkörpersymptome erkennnen und heilen

Susanna Winters

Lichtkörper-symptome
erkennen & heilen

Hilfe aus der geistigen Welt

///////////////////////////////// SILBERSCHNUR VERLAG

Hinweis

Die Angaben in diesem Buch sind nach bestem Wissen und Gewissen zusammengestellt. Sie sind weder ein Ersatz für Medikamente noch für Behandlungen oder Beratungen durch einen Arzt, Heilpraktiker oder Therapeuten.

Die Autorin rät ausdrücklich dazu, zur Feststellung, Heilung oder Linderung von Krankheiten, Leiden oder Körperschäden und bei Fragen zu Medikamenten/Mitteln, zur Ernährung und Lebensweise Ihren Arzt, Apotheker oder Heilpraktiker zu konsultieren.

Hinsichtlich des Inhaltes dieses Werkes und der darin dargestellten Resultate geben der Verlag und die Autorin weder indirekte noch direkte Gewährleistungen.

Demzufolge können und sollen die Inhalte dieses Buches keinen Arztbesuch ersetzen und stellen keine Anleitung zur Selbstdiagnose dar. Empfehlungen hinsichtlich Diagnoseverfahren, Therapieformen oder Ähnlichem werden nicht gegeben. Autorin und Verlag übernehmen somit keinerlei Haftung.

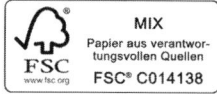

Alle Rechte vorbehalten.
Außer zum Zwecke kurzer Zitate für Buchrezensionen darf kein Teil dieses Buches ohne schriftliche Genehmigung durch den Verlag nachproduziert, als Daten gespeichert oder in irgendeiner Form oder durch irgendein anderes Medium verwendet bzw. in einer anderen Form der Bindung oder mit einem anderen Titelblatt als dem der Erstveröffentlichung in Umlauf gebracht werden. Auch Wiederverkäufern darf es nicht zu anderen Bedingungen als diesen weitergegeben werden.

Copyright © 2017 Verlag »Die Silberschnur« GmbH

ISBN: 978-3-89845-539-8

1. Auflage 2017

Gestaltung & Satz: XPresentation, Güllesheim
Umschlaggestaltung: XPresentation, Güllesheim; unter Verwendung verschiedener Motive von © marigold_88, www.fotolia.com und © andkuch, www.shutterstock.com
Druck: Finidr, s.r.o. Cesky Tesin

Verlag »Die Silberschnur« GmbH · Steinstraße 1 · D-56593 Güllesheim
www.silberschnur.de · E-Mail: info@silberschnur.de

*Ich widme dieses Buch
allen spirituell Erwachenden.*

Dank

Mein Dank geht an Heike Schäfer und Hildegard Romes. Unsere Sternchentreffen sind unendliche Reisen in Dimensionen unseres Selbst, die uns nach der Rückkehr voller Staunen noch lebendiger werden lassen.

"Und diejenigen, die tanzend gesehen wurden, wurden von denen für verrückt gehalten, die die Musik nicht hören konnten."

(Friedrich Nietzsche)

Liebe Leserinnen, liebe Leser,
in diesem Buch finden Sie wechselnde Anredeformen vor, abhängig davon, ob die Engel und Aufgestiegenen Meister direkt zu Wort kommen und sich in der vertraulichen Du-Form an Sie wenden oder ob die Autorin das Wort ergreift. Wir haben diesen Wechsel bewusst so belassen und hoffen, damit in Ihren Sinne gehandelt zu haben.

Inhaltsverzeichnis

Vorwort	13
Einleitung	17
Bartholomäus zu diesem Buch	18
Eine Bitte von Josefine	25
Susanna	29
Kontaktaufnahme	31
Lichtkörperprozess:	
Transformations- und Reinigungsprozess	35
Was ist der Lichtkörperprozess?	37
Was passiert mit uns?	44
Stufen des Lichtkörperprozesses	46
Körperliche Symptome	56
Selbstheilungskräfte aktivieren	77
Mentale Aktivierung der Selbstheilungskräfte	81
Unterstützende Maßnahmen	83
Wasser ist Leben	85
Entgiftungsbad	90
Silberwasser	92
Wasserstoffperoxid	95
Ohne Salz kein Leben	97
Sole	100
Schüßler-Salze	102

Mutter Erde	107
Heilerde	108
Erdung	110
Gott atmet in der Pflanze	115
Heilkräuter	117
Bachblüten	120
Ätherische Öle	127
Ölziehen mit Pflanzenöl	132
Heilpflanzen als homöopathische Schmerzmittel	134
Gott schläft im Stein	137
Heilsteine und ihre Anwendung	138
Wir sind Atem	147
Atem-Übung	149
Atemtechnik-Klassiker	150
Am Anfang war das Wort	153
Musik, Singen, Töne und Laute	157
Schumann-Resonanz	159
Om	162
Symbole	164
Heilen mit Zahlen	165
Farben sind das Lachen der Natur	169
Farbliste	171
Verschiedene Möglichkeiten, mit Farben zu heilen	178
Die Farben der Erzengel	181
Das rechte Essen heilt	185
Giftstoffreiche Nahrungsmittel	192
Obst und seine Heilwirkung	194
Gemüse und seine Heilwirkung	201
Nüsse und ihre Heilwirkung	207
Säure-Basen-Haushalt	209

Bewegung und Licht	213
Sungazing	215
Stress meiden	217
Aurareinigung	219
Aurawäsche	221
Magnetisches Abstreifen	223
Räucherreinigung	224
Zum Auraschutz	225
Chakren	227
Die sieben Hauptchakren	228
Chakrenreinigung	233
Heilen mit den Händen	235
Quantenheilung	239
2-Punkt-Methode	241
Heilengel um Hilfe bitten	243
Geschenke während des Aufstiegs	245
Telepathie	246
Mediale Fähigkeiten	247
Ablegen eurer Ängste	248
Positives Grundgefühl	249
Gewinn an Herzensqualitäten	250
Ausblick	252
Abschließende Worte von Bartholomäus	255
Nachwort	259
Über die Autorin	263

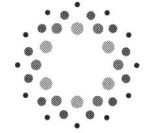

Vorwort

Seit 2013 channele ich meinen Schutzengel Josefine und meinen Geistführer Thadeus. "Channeln" bedeutet, Mitteilungen von geistigen Wesenheiten durch einen Kanal zu empfangen. Es gibt verschiedene Arten, um Botschaften aus der geistigen Welt zu empfangen. Mir wurde mitgeteilt, dass es eine telepathische Verbindung ist, die sich bei mir manchmal auch in Bildern zeigt. Meistens höre ich die Mitteilungen auf der Gedankenebene. Geistwesen haben eine hohe Schwingungsfrequenz und eine für uns unvorstellbare Weite der Wahrnehmung. Sie besitzen ein großes Wissen durch den Zugang zur göttlichen Quelle. Sie können für uns eine einzigartige und wunderbare Hilfe sein durch ihre Botschaften. Sie ermutigen, klären uns auf, lenken uns behutsam, führen uns auf den rechten Weg, befreien uns von Ängsten und Irrtümern und erinnern uns stets daran, dass wir nie alleine sind. Während wir schlafen, sind alle Menschen "im Channel" mit Engeln und anderen Geistwesen. Viele sind während des Schlafes Schüler geistiger Lehrer, die uns unterrichten. Wir erinnern uns nur meist nicht daran.

Bei meinem ersten Kontakt mit meinem Schutzengel teilte er mir mit, dass ich mit seiner Hilfe ein Buch schreiben solle, welches unter dem Titel "Kommuniziere mit Deinem Engel" Ende 2014 erschienen ist. In diesem beschreibt Josefine, wie wir Menschen mit Engeln in Kontakt treten können, und gibt viele Anregungen, um uns daran zu erinnern, wie wichtig es ist, unser wahres Selbst zu leben, auf unsere Seele und Herz zu hören und jeder Angst die Stirn zu bieten, um ein erfüllteres Leben leben zu können. Sie gibt uns Übungen an die Hand, und ich habe das Ganze ausgemalt mit Erlebnissen aus meinem Leben.

Bereits damals erklärte Josefine mir, dass es nicht das einzige Buch sein werde, sondern dass mit Hilfe anderer Geistwesen noch weitere folgen sollen. Mittlerweile habe ich im Auftrag meines Schutzengels ein Engelorakel verfasst.

Seither hat sich mein Kontakt zur geistigen Welt verstärkt, zumal auch Aufgestiegene Meister (Bartholomäus und Lazarus) sich bei mir gemeldet haben. Sie haben mir mitgeteilt, dass sie mich unterstützen und mir helfen beim Schreiben weiterer Bücher, welche dazu dienen sollen, immer mehr Informationen aus unserer unsichtbaren Welt zu erhalten. Eigentlich sollen sie nichts anderes sein als Hilfen zur Erinnerung an unsere Heimat, unsere Herkunft und unsere Möglichkeiten.

Ich möchte hier erwähnen, dass solche Kontakte für mich immer noch mehr als ungewöhnlich sind und ich oft voller Zweifel bin, ob ich das alles wirklich erlebe, da ich mich im Vergleich zu vielen anderen spirituellen Menschen für längst nicht so "spirituell" halte. Vor allem bin ich in Sachen Engel und Geistwesen alles andere als bewandert. Ich habe mich bis vor kurzem noch nie richtig mit den Engelhierarchien auseinandergesetzt, und über Aufgestiegene Meistern wusste ich ehrlich gesagt so gut wie gar nichts. Und so wusste ich, als sich Bartholomäus bei mir meldete, nicht, wer er war. Den Namen hatte ich schon gehört, konnte ihn aber nicht unterbringen. Erst als ich ihn googelte und tatsächlich auch unter den Aufgestiegenen Meistern fand, bestätigte mir dies die Richtigkeit der Angaben. Einerseits schon seltsam, wenn man plötzlich in Kontakt steht mit Geistwesen, die man nicht richtig einsortieren kann, andererseits ist genau das für mich wiederum ein guter Beweis, nicht zu fantasieren. Das Gleiche ist mir mit Lazarus passiert. Ich habe auf Wunsch meiner Schwester versucht, für sie ein Channel mit Josefine durchzuführen und nach ihrem Schutzengelnamen zu fragen. Also schrieb ich eine Botschaft und am Ende kam dann der Name "Lazarus". Ein wenig überrascht dachte ich dann, das sei sicher der Schutzengelname, weil ich ja vor dem Diktat an diesen gedacht hatte. Meine Schwester wunderte sich sehr, als ich ihr diesen mitteilte. Da sie im Gegensatz zu mir bibelfest ist, klärte sie mich darüber auf, wer Lazarus im Neuen Testament war. In einem späteren Kontakt erfuhr ich dann, dass er nicht der Schutzengel meiner Schwester ist, sondern zu den Aufgestiegenen Meistern gehört, die mit mir zusammenarbeiten werden.

JOSEFINE sagt hierzu:
Wir sind deine Lehrer und du eine gelehrige Schülerin, die ihr neues 'altes' Wissen weitergibt an Menschen, die durch ihre Zeilen angezogen werden. Deine Leserschaft wird es sein, die dazu beiträgt, dass unsere Botschaften vernommen und weitergegeben werden.

Alles geschieht zum richtigen Zeitpunkt, am richtigen Ort und durch die nach spirituellem Wissen dürstenden Menschen. Und nicht zuletzt durch dich, die sich dazu bereit erklärt hat, uns, den geistigen Wesen unserer aller Heimat, zu helfen, euch zu erwecken.

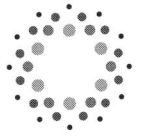

Einleitung

In diesem Buch geht es um die Aufstiegssymptome im Lichtkörperprozess. Viele Menschen leiden unter vielerlei körperlichen Schmerzen und unerklärlichen Symptomen, sind psychisch angeschlagen, ohne dem eine Ursache zuordnen zu können. Ärztliche Untersuchungen bleiben meist ohne Befund. Die Verunsicherungen und Ängste sind groß, und die wenigsten wissen, wie sie richtig damit umgehen sollen. Für diese Menschen sind diese Zeilen gedacht, sie sollen zur Aufklärung beitragen.

Vielleicht haben Sie ja schon von den Aufstiegsenergien der Erde gehört, konnten aber bislang nicht viel damit anfangen oder die Literatur dazu war zu "abgehoben" für Sie. Letzteres war bei mir so, da ich Artikel fand, die so technisch und hochwissenschaftlich geschrieben waren, dass ich das Ganze wieder verworfen habe. Erst durch mehrere Channeltexte konnte ich langsam etwas mit dem Begriff "Lichtkörperprozess" anfangen. Ich hoffe sehr, dass es Ihnen durch das Lesen dieses Buches so ergeht wie mir und Sie die Zusammenhänge besser verstehen und annehmen können.

Wie Bartholomäus mir sagte, soll es hier hauptsächlich um Hilfe zur Selbsthilfe während des Lichtkörperprozesses mit den ihn begleitenden Symptomen gehen, und es sollen die Ängste und Unsicherheiten dadurch abgebaut werden. Es war für mich damals auch sehr erleichternd zu erfahren, dass ich nicht allein war und bin mit all diesen seltsamen "Wehwehchen", Schmerzen, Beschwerden und emotionalen Achterbahnfahrten.

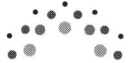

Bartholomäus zu diesem Buch

Unser Anliegen ist und bleibt es in erster Linie, den Kontakt durch eine Kommunikation zwischen den Welten zu intensivieren, euch immer mehr ins Erinnern zu bringen und euch unsere Hilfe bei der Bewältigung der zunehmenden Energien zukommen zu lassen.

Seht diese Schriften als einen Ratgeber an, in dem ihr Informationen und verschiedenartige Möglichkeiten findet, um einige Begleiterscheinungen der neuen Zeit zu mildern und auch Erkrankungen, Beschwerden und Schmerzen anderer Ursache mit diesen natürlichen Mitteln zu behandeln. Unsere Vorschläge beruhen auf alten natürlichen Verfahren, Behandlungsweisen und sollen euch daran erinnern, dass alle Heilkraft in der Natur und in euch selbst zu finden ist.

Die Zeit ist reif, dass ihr erkennt, dass die Welten nicht wirklich voneinander getrennt sind. Ein Kontakt ist immer möglich und auch dienlich. Es wird eine Zeit anbrechen, in der ihr mit der geistigen Welt so kommunizieren, eure von Gott gegebenen Fähigkeiten endlich wieder so anwenden könnt, dass Trennung nicht mehr so ein trauriges Thema sein wird, wie es derzeit noch ist. Ihr werdet erkennen, dass der Tod keine wirkliche Trennung zwischen dem Hier und Dort bedeutet. Die Tränen der Trauer werden weniger und die Tränen der Freude werden mehr werden.

In diesem Buch soll es um Hilfe zur Selbsthilfe beim Aufstiegsprozess gehen. Letztendlich geht es um Wissen, welches wir an euch weitergeben wollen. Eigentlich geben wir es nicht wirklich an euch weiter, sondern wir öffnen mit unseren Botschaften euer eigenes umfassendes Wissen, welches nur in euren Speichern des Vergessens versteckt ist. Da ihr des Schöpfers Schöpfungen seid, aus seiner

Urzelle entsprungen, ist in euch alles Göttliche angelegt, und somit ist auch alles möglich, was ihr euch vorstellen könnt. Letztendlich seid ihr mit der Ursprung von ALLEM-WAS-IST. Ihr kreiert euer Dasein. Wie schon oft erwähnt, benutzt ihr in eurem Erdenleben nur einen kleinen Teil eures wachen Geistes. Zum einen, um euch selbst zu schützen und eure Aufgaben auf Erden zu erfüllen, und zum anderen, um euren Weg, euren Weg zurück zum Ursprung durchs Erinnern zu erreichen. Jede Erinnerung weckt nicht nur den Geist, sondern vor allem auch euer Herz. Ihr fühlt Gewissheit, welche euch leitet zum wahren Licht des Lebens. Je mehr ihr fühlt, dass alles möglich ist, was ihr euch vorstellen könnt, umso bedeutender wird eure Wahl des Weges zum Ziel.

Das Erkennen und somit Fühlen der Wahrheit wird immer und ausschließlich lichter Natur sein, so dass jeder weitere Schritt, den ihr unternehmt, lichter und lichter wird. Dies bedeutet nichts anderes, als dass die Schatten in jedem von euch weichen müssen.

Bedenken und Zweifel, schlechte und ungute Emotionen werden immer weniger werden. Die Gewissheit im Herzen um eure euch von Gott geschenkten Gaben wird euch daran hindern, diese im Unguten einzusetzen.

Eure Gefühlswelt erfährt schon jetzt eine enorme Wandlung auf Erden. Euer aller Mitgefühl steigert sich mit jeder Tat, im Guten wie im Bösen. Es gibt sehr viel Leid in eurer Welt. Und steht das "Leid" vor eurer Tür, wenn es euch also ganz nahe ist, dann erst beginnt ihr wirklich zu begreifen, dass es jeden unter euch betrifft.

Die bereits häufig erwähnte Aufstiegsenergie der neuen Zeit bringt euch dieses Leid der Menschen auf Erden, ganz egal wo es stattfindet, immer näher, bewirkt sie doch, dass ihr euch durch die höher schwingenden Energien auf Bewusstseinsebenen befinden werdet, wo ihr weder Augen noch Ohren und vor allem nicht eure Herzen verschließen könnt. Das hungernde Kind auf der anderen Seite eurer Welt ist dann ganz nahe – ebenso wie die getöteten

Menschen, die wegen ihres Glaubens ihr Leben lassen müssen. Egal ob Mord am Nächsten, Gewalt, Kriege, Fanatismus und vieles mehr, ihr werdet das alles nicht mehr wie bisher von euch abschütteln können. Es wird sein, als wenn jedes üble Geschehen direkt vor euren Augen stattfindet, auch wenn es sich in Wirklichkeit weit weg ereignet. Tränen der Erschütterung ob dieser traurigen Ereignisse werden vermehrt fließen und euch klarmachen, dass es nichts gibt, was nicht einen selbst betrifft. "Was du deinem Bruder oder deiner Schwester tust, das tust du dir." Dies wird immer mehr in euer Bewusstsein treten. Und letztendlich wird es auch vor denen nicht haltmachen, die jetzt noch irren und viel Übel verursachen, indem sie gefangen sind in ihren falschen Glaubenssätzen, Ängsten und emotionalen Verletzungen. Letztere sind es, die zu sehr viel Übel in dieser eurer Welt beitragen und gepaart mit der Angst die grausamsten Taten hervorbringen.

So wird es kommen, dass ihr anfangt aufzubegehren – um eures Seelenheils und um des Seelenheils eines jeden anderen willen. Euer Schutzschild der Gleichmut, der Unachtsamkeit, des Wegsehens und der Ignoranz wird dünner und dünner. Die Wahrnehmung nimmt zu, und euer Augenmerk richtet sich auf alle Lebewesen und somit auf jede Seele, die sich auf Erden erleben möchte. Die traurigen Augen eines gequälten Tieres werden genauso wie die Vergewaltigung der Natur tiefer in euer Bewusstsein dringen und euch auffordern, etwas zu ändern. Ihr werdet nicht mehr alles hinnehmen und umdenken. Ihr lernt, Verzicht zu üben zugunsten des Seelenheils von allem Lebenden. Ihr werdet euer Lebensprinzip ändern, die Weltsicht wird eine andere sein. Ihr werdet immer mehr dorthin geführt, wo die Liebe zum Leben und zu jedem Lebewesen sich so offenbart, dass negative Energien keinen Platz mehr finden. Ja, wir möchten euch verkünden, eure Welt wird sich wandeln zu einem besseren Ort für eure Seelen. Der Weg mag nicht immer einfach sein, aber wir stehen euch bei. Eure Aufnahmefähigkeit, Wahrnehmung, Sensibilität und Sensitivität steigern sich mit jeder erhöhten Frequenzschwingung. All dies soll geschehen, damit ihr eure innewohnenden, vom Schöpfer mitgegebenen Fähigkeiten erkennt und in positiver Weise einsetzt. Eure Erde ist ein Gottesgeschenk, und sie soll euch erhalten bleiben, um eure Reisen antreten und fortführen zu können. Seht sie als Spielplatz, den ihr vorübergehend bewohnt, um dann heimzukehren. Erkennt in eurer Erde einen Ort, der mit der Zeit zum Spielen sehr gefährlich geworden ist. Ihr versucht, ihn immer mehr zu "modernisieren", und habt dabei vergessen, wozu er einst gedacht war. Ihr beutet die Erde aus und zerstört die wichtigsten Säulen der Lebensprinzipien der Natur. Ihr tut dies in der Hoffnung, wieder mehr Spaß am Spiel zu bekommen, und glaubt, dies mache euch glücklicher. Wisst, das wahre Glück ist in euch, und nur die Liebe zum Leben kann bewirken zu finden, was ihr ersehnt. Doch ihr zerstört, was ihr ersehnt. Je mehr ihr im Außen sucht, umso weiter entfernt ihr euch von eurem wahren Sein. Längst ist aus der Freude und dem Spaß, den die Erde einst bereiten sollte, ein Ort für eine Tragik-Komödie geworden. Wie ein Irrgarten wurde der Weg nach Hause immer schwerer, da ihr ja den Kontakt zu uns immer mehr verloren habt. Wir sind untröstlich zu sehen, wie viele Seelen in der Zwischenwelt verharren und uns nicht hören und sehen. Aber auch diese Seelen sind nicht verloren, doch ihr Weg nach Hause wäre so viel leichter, wären sie zu Lebzeiten auf Erden im Kontakt zu ihren Engeln geblieben, die von Beginn an bei ihnen sind.

Wir führen euch in ein Zeitalter der Freiheit, des Mutes und somit der Befreiung von Angst. Ein Zeitalter der bewusst gelebten Liebe voll Mitgefühl, Ehrlichkeit und Klarheit untereinander. Ein Zeitalter, in dem das Wohl eines jeden Einzelnen geachtet wird und in dem das Bewusstsein Zuwachs erhält für die Gesamtheit von ALLEM-WAS-IST. Eine Zeit wartet auf euch, in der ihr eure spirituellen Gaben austauscht, sie einbringt in die Gemeinschaft und sie als

Beruf und Berufung ausleben könnt zum Dienste aller. Dies ist beschlossen und wird so sein.

Die gesamten Welten auf der jenseitigen Ebene arbeiten mit euch zusammen. Unserer Unterstützung seid euch gewiss. Ihr werdet aufgrund der aufgestiegenen Energien Möglichkeiten finden, immer mehr mit uns in Kontakt zu kommen. Alle spirituellen Gaben offenbaren sich mehr und mehr. Der Anfang ist bereits seit langem gemacht. Viele unter euch erleben den Vorgang des Aufstiegs stark körperlich und in ihrer Emotionalität. Geistesblitze, plötzliche Einsichten und das Gefühl, sich selbst immer mehr leben und ausbrechen zu wollen aus den einengenden Vorgaben eurer Gesellschaft, lassen euch aufbegehren. Nur wenige von euch wissen um dieses Geschehen und können sich dadurch geistig-seelisch besser darauf einstellen. Wir sehen, dass hier große Unsicherheiten, Unwissen und Verwirrung bestehen. Kaum jemand hat je etwas von diesem Wandel erfahren oder gehört – und falls doch, so können die wenigsten etwas damit anfangen. Unsere Aufgabe ist es daher, auch hier ein wenig Aufklärung zu bringen, und wir sind bemüht, dies in verständlicher Sprache zu tun. Wir möchten euch Mittel und Wege aufzeigen, wie ihr euch den höheren Schwingungen besser anpassen könnt, ohne allzu sehr darunter zu leiden. Gewisse körperliche und psychische Symptome werden auch weiterhin nicht ganz zu vermeiden sein, aber sie werden erträglicher.

Außerdem sollen diese Schriften ja in einem großen Maße dazu beitragen, dass viele unter euch hier erstmals über diesen Prozess der Energieerhöhung auf Erden Kenntnis erhalten. Es ist nicht unsere Absicht, das gesamte Ausmaß auf eurer Erde zu beschreiben – dies geschieht an anderer Stelle. Hier geht es ausschließlich um die individuellen Auswirkungen auf jedes einzelne Menschenkind. Wir wünschen aus tiefer Herzenswärme heraus, euch zu informieren und beizustehen und euch eure Sorgen und Ängste bezüglich der neuen himmlischen Schwingungen zu nehmen. Seid euch unseres

Beistandes stets gewiss und scheut euch nicht, uns direkt um Ratschlag und Hilfe zu bitten. Niemand von euch bleibt ungehört. Ihr seid unsere Schutzbefohlenen. Neben unserer Führung und unserem Geleit gehört es mit zu unseren obersten Aufgaben, euch zu schützen, euch beizustehen und zu helfen. Und es ist uns ein großes Anliegen, unsere Aufgaben in der kommenden Zeit des Wandels auf Erden mit vereinten Kräften verstärkt umzusetzen – insbesondere in Bezug auf die aus dem Wandel resultierenden Geschehnisse in euren Körpern, eurem Geist und eurer Psyche. Ihr verspürt vermehrt eine große Unsicherheit, da ihr wenig bis gar nichts über diese – für eure bewussten Sinne nicht wahrnehmbar vor sich gehende – Energieerhöhung wisst. Die meisten Menschen sind nicht informiert und erfahren allenfalls über die Medien Meldungen über Vorgänge, Geschehnisse und Veränderungen bezüglich eurer Welt, die nicht in Zusammenhang gebracht werden können, geschweige denn, dass sie die Ursache tatsächlich erkennen bzw. preisgeben. Letzteres aus Gründen, die die Menschen von jeher motivierten: um zu manipulieren und um Macht, Ehre und vor allen Dingen Wohlstand und Reichtum zu erlangen und zu erhalten. Und wer bei euch das "Sagen" hat, ist nicht immer offensichtlich für die Masse. Bei den Oberen eurer Welt besteht und bestand schon immer die größte Angst darin, ihre Macht zu verlieren, würde das System, welches sie erschaffen haben, zusammenbrechen. Es sind leider sehr viele Mächtige unter euch Menschenkindern, die sich ab einer gewissen Stufe in der Hierarchie auf Erden von dunklen Mächten haben leiten lassen. Diese dunklen Mächte sind nichts anderes als die selbst erschaffenen negativen, zerstörenden und furchterregenden Monstergestalten in euch. Entstanden einst aus euren eigenen Gedanken, gesponnen aus euren Ego-Hirnen. Bei diesen geht es letztendlich um nichts anderes als um den puren Kampf ums Überleben. Diese Monster sind auf einer beständigen Suche nach weiteren Opfern der Seele, und bei ihrem Tun wachsen ihre Gräueltaten, da sie kein Gewissen haben. Sind dunkle Ego-Kräfte am Werk, gelingt es uns kaum noch, diese Seelen zu erreichen.

Wir Aufgestiegenen Meister helfen und informieren euch mit vereinten Kräften und mit der Unterstützung anderer Geistwesen wie den mächtigen Engeln an anderen Stellen detaillierter über den Zeitenwandel auf Erden und berichten über die daraus resultierenden Veränderungen. Hier soll es in erster Linie allein um euch gehen, die ihr auf Erden wandelt und eine Umwandlung von Körper, Psyche und Geist durchlebt.

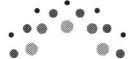

Eine Bitte von Josefine

In einem ersten Schritt möchten wir an dieser Stelle nochmals darum bitten, mit uns Kontakt aufzunehmen und in diesem zu verbleiben. Immer wieder müssen wir erleben, dass sehr viele Menschenkinder zwar gerne mit uns, ihren Schutzengeln, reden würden, aber den Mut verlieren, sobald sie es versuchen und es nicht sofort gelingt.

In Susannas erstem Buch haben wir uns bemüht, euch zu erklären, wie ihr mit uns kommunizieren könnt. Aber zu unserem Bedauern ist in vielen ein tiefes Misstrauen sich selbst gegenüber verankert, das den Kontakt von vorneherein verhindert. Eure Vorstellungen von uns, der unsichtbaren Welt an sich und vor allem auch die von Gott Vater selbst sind mal von tiefem Glauben, mal von Zweifeln und auch von Ehrfurcht und Angst begleitet. Dabei ist eure Sehnsucht nach der alleinen Liebe tief in euch sehr stark, und sie ist der Antrieb für euer Dasein. Aber ihr glaubt nicht an euch und eure Fähigkeiten. Und viele unter euch schrecken vor dem Gedanken zurück, wir Engel könnten uns plötzlich als "Stimme aus dem Nichts" melden oder gar erscheinen. All dies tun wir auch hin und wieder, aber keine Sorge, dies geschieht nur in Übereinkunft mit euch. Niemals würden wir euch erschrecken wollen – und glaubt uns, das könnten wir gar nicht, dies ist nicht in uns angelegt und gar nicht möglich. Nennen wir es für euch unsere Aura, deren Ausstrahlung aus Liebe besteht.

Aber die meisten glauben nicht an sich, zweifeln an ihren eigenen Fähigkeiten hinsichtlich des Empfangens und können sich einfach nicht vorstellen, dass es so einfach ist, wie wir es beschrieben haben. Aus diesem Grunde gehen sie dann lieber zu medial begabten Menschen, um sich bei ihnen Rat zu holen. Es sind eure Sorgen und Ängste vor der ungewissen Zukunft und eure Neugierde, die dafür sorgen, sich von anderen die Zukunft deuten zu lassen. Ihr müsst euch im Klaren darüber sein, dass ihr in jedem Moment eures Lebens die zukünftigen Ereignisse selbst kreiert und diese Zukunft deshalb auch immer das Resultat des "Jetzt" ist. Versteht, dass nichts Zukünftiges unbeeinflusst ist durch euer Denken, Fühlen und Tun. Die Verantwortung für euer Leben liegt somit in euren Händen, und es gibt in dem Sinne kein Schicksal, dem ihr ausgeliefert seid. Es gibt Stationen und Ereignisse in eurem Leben, die ihr euch ausgesucht habt. Aber selbst diese könnt ihr jederzeit umgehen, wenn ihr diese nicht mehr wollt oder benötigt. Es ist nur in der Regel so, dass ihr eure eigenen Vorgaben und Pläne, mögen sie auch noch so schwierig, kompliziert oder auch dramatisch sein und vielen Menschen auf Erden sogar tragisch erscheinen, einhaltet. Dies sind dann oft Geschehnisse, die ihr als Schicksal bezeichnet.

Wenn ihr lernt, selbst mit uns zu kommunizieren, wenn ihr unsere Antworten über die Gedanken und die Intuition vernehmt, seid ihr im Jetzt dem Zukünftigen immer einen Schritt voraus und könnt die nächsten für euch wichtigen und richtigen Schritte tun. Ihr gestaltet eure Zukunft bewusster und zum Wohle für euch selbst und andere.

Unterscheidet auch zwischen unserer inneren Stimme in euch und der eures ängstlichen Ichs. Euer Ego lebt in beständiger Sorge der Zerstörung seines Seins. Deshalb ist diese Angststimme häufig sehr laut, und ihr neigt dazu, ihr mehr Gehör zu schenken, weil ihr Geschrei so groß ist. Erkennt, dass wir uns immer ohne negative Gefühle der Angst und ohne Gedanken, die euch erschrecken würden, melden. Selbst in Notsituationen sind unsere Meldungen zwar dringlich und bestimmt, aber niemals negativ oder erschreckend. Euer Ego malt euch die schlimmsten Szenarien aus, um sich zu schützen. Dies endet in Vermeidungsstrategien euerseits, die euch nicht guttun. Womit wir wieder bei eurer Angst vor dem "Unsichtbaren" sind.

Wir sagen euch: Ein jeder kann uns hören. Ihr müsst verstehen, dass ihr selbst oft von uns Eingebungen, Ratschläge und Hinweise erhaltet, welche wir über eure Gedanken und über eure innere Stimme, die Intuition, senden. Ihr steht im ständigen Kontakt mit eurem Höheren Selbst, uns Engeln und vielen anderen Geistwesen. Selbst eure verstorbenen Freunde und Angehörigen stehen mit euch in Kontakt und helfen euch, wo es ihnen möglich ist. Dies läuft alles unbewusst in euch ab. Aber umso mehr ihr eure Wahrnehmung schärft, umso stärker werdet ihr diese "Kontakte" erkennen und spüren können. Und da ihr euch zukünftig auf immer höhere Schwingungsebenen begeben werdet, werdet ihr auch all dies immer mehr erfahren, erkennen und bewusst erleben können.

Wir können es nicht oft genug sagen: Redet mit uns, euren Boten Gottes. Nichts macht uns glücklicher, als wenn ihr uns vernehmt. Aber wir können euch am hilfreichsten sein auf eurem Weg nach Hause, wenn ihr es uns erlaubt. Erbittet Unterstützung, Rat und Hilfe. Alle Engel warten nur darauf, eure Aufträge zu erfüllen. Bedenkt, dass durch eine Kontaktaufnahme, die ganz bewusst von euch an uns ergeht, unsere Hilfe vielfach größer ist. Wir sind immer an eurer Seite.

Stellt euch vor, ein Freund begleitet euch in eurem Leben überall hin. Wäre es nicht traurig, wenn ihr ihn nur selten bewusst wahrnehmt und wenig bis gar nicht mit ihm reden würdet? Wir geben euch Geleit, passen auf euch auf und versuchen immer, euch auf jede erdenkliche Art und Weise zu führen. Stellt euch vor, wie traurig wir sind, wenn ihr dies missachtet, weil ihr die Führung nicht wahrnehmt und euch für die falschen Wege entscheidet. Unsere Liebe zu euch ist groß und wir fühlen mit euch. Ja, wir fangen euch auf, wenn ihr fallt. Aber es ist um ein Vielfaches schöner, wenn ihr unseren Hinweisen folgt und nicht fallt. Wir lachen mit euch, weinen mit euch und sind voller Glück und Freude, wenn ihr euren Weg mit uns ganz bewusst beschreitet.

Einleitung

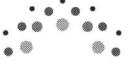

Susanna

In "Kommuniziere mit Deinem Engel" wurde gesagt, dass unsere Gedanken meist verwoben sind mit ALLEM-WAS-IST. Aber die meisten dieser Gedanken werden ausgefiltert, d. h. im Unterbewusstsein abgespeichert. Dies geschieht, weil wir mit unserem Bewusstsein nicht alles aufnehmen und verarbeiten können. So geschieht es auch mit unserer Wahrnehmung. Wir nehmen viel mehr auf, als wir mit unserem wachen Bewusstsein verarbeiten könnten. Fakt ist, dass wir ständig Informationen über unsere Sinne erhalten, die sofort in unser Unterbewusstsein gelangen.

Es ist so zu verstehen, dass wir ständig Informationen und Eindrücken ausgesetzt sind, die wir auf zweierlei und wahrscheinlich noch mehr Arten filtern, verarbeiten und abspeichern. Man stelle sich einfach einen großen Raum vor, in dem man sich mit anderen Menschen und Gegenständen aufhält. Alles, was sich in diesem Raum befindet und in ihm vorgeht, nebst den Befindlichkeiten der Menschen, deren Gedanken und Gefühlen, nehmen wir auf. Dies ereignet sich binnen kürzester Zeit mit all unseren bekannten und unbekannten Sinnen. Ich erinnere hier an einen Abschnitt aus meinem ersten Buch, wo erwähnt wird, dass es uns auch möglich ist, die Dinge, die außerhalb unseres Sichtfeldes liegen, zu "sehen".

Hilfreich scheint derzeit noch die Begrenztheit unseres bewussten Erlebens. Wir wären wahrscheinlich, so verstehe ich die Informationen, die ich hierzu von Josefine und

29

anderen bekommen habe, noch völlig überfordert. Aber allem Anschein nach wird der Wandel der Energien, in dem wir uns derzeit und auch schon länger befinden, also die Energieerhöhung auf Erden und der Lichtkörperprozess, unsere Aufnahmefähigkeit und Verarbeitungsmöglichkeiten beeinflussen und vergrößern.

Vielleicht entwickeln wir uns alle ein wenig zu den modernen Magiern der heutigen Zeit, die ja auf faszinierende Art und Weise unter Beweis stellen, was sie alles durch eine geschulte Aufmerksamkeit und Wahrnehmung erkennen können. Diese Magier zeigen uns, dass wir unsere Wahrnehmung durch Übung verbessern können.

Und wenn wir dann noch unsere spirituellen Fähigkeiten weiterentwickeln, dann wäre ein authentischeres und vor allem positiveres Leben absolut denkbar.

Interessant finde ich dabei, dass wir mit diesen Möglichkeiten auch immer ehrlicher werden – sozusagen zwangsläufig, da wir ja quasi schneller wahrnehmen und erkennen, wenn jemand nicht er selbst ist und eine Rolle spielt.

Alle unsere Schutzengel, Engel und Geistwesen wünschen einen bewussteren Kontakt mit uns. Ihr Bemühen um eine Kommunikation mit ihnen ist groß, weil sie uns auch helfen wollen, mit den neuen Energien einfacher zurechtzukommen, und uns mit ihren Botschaften einen Weg weisen wollen, wie man am besten mit all den neuen Einflüssen umgehen kann. Sie wollen uns letztendlich auch unsere Ängste nehmen, die unweigerlich mit der erhöhten Sensibilität einhergehen und die sich psychisch, geistig und körperlich äußern.

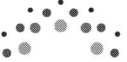

Kontaktaufnahme

Der einfachste Weg ist und bleibt es, sich in einen entspannten Zustand zu bringen. Am Anfang sollte die Meditation die erste Wahl sein. Hierzu hilft es, einen Rückzugsort zu wählen, an dem man ungestört sein kann. Wie ihr in einen entspannten Zustand kommt, möchte ich hier nicht nochmals erklären. Meditationsführungen und Anweisungen gibt es genug. Zudem ist es jedem selbst überlassen, wie er diesen Zustand erreicht. Ob im Liegen oder in sitzender Haltung – wählt, was euch am meisten zusagt. Der eine benötigt absolute Stille um sich, der andere vielleicht eine entsprechende Hintergrundmusik. Und um allen Ängsten vorzubeugen, solltet ihr als Erstes euren Schutzengel bitten, euch mit schützendem weißem Licht zu umhüllen, um einen ungestörten Kontakt zwischen euch zu gewährleisten. Der wichtigste Punkt neben der bewussten tiefen Atmung ist, die Gedanken zur Ruhe zu bringen und sich zu konzentrieren. Mir hilft es immer sehr, mir einfach ein leeres Blatt Papier vorzustellen, um mich nicht abzulenken. Wichtig ist bei der Kontaktaufnahme, sich nur auf eine Frage zu konzentrieren. Darum ist es den Engeln sehr recht, wenn wir erst nach ihren Namen fragen. Hier benötigt man nur ein Wort, welches wir vernehmen wollen, und die Kommunikation bekommt einen persönlicheren Touch. Häufig schießt der Name ganz schnell in den Kopf, das heißt, du hörst ihn gedanklich. Es ist quasi deine eigene Stimme, die du vernimmst. Und genau das ist dann die Antwort. Zweifle nicht, wundere dich nicht. So einfach ist es. Keine laute Stimme von außen, auch keine hörbare innere Stimme. Das ist die erste bewusste Kontaktaufnahme, die ihr dann erweitern könnt. Ihr werdet mit der Zeit lernen zu unterscheiden zwischen euren eigenen Gedanken und denen von euren Engeln. Ein weiteres Indiz für Botschaften von Letzteren ist auch, wenn dein Engel nicht mit "ich", sondern in der Wir-Form antwortet, das heißt, er sagt z. B. "Wir raten dir ..." statt "Ich rate dir ...". Ein wenig Übung gehört dazu. Ihr müsst euch selbst vertrauen lernen. Es ist ausschließlich immer das Erste, was ihr vernehmt, und die Antworten kommen auch meistens schnell und sind fließend, so dass ihr nicht selbst ins "Denken" kommt. Sollte die Antwort nicht spontan erfolgen oder die Durchgabe stockend sein, dann versuche es später nochmals, denn auch dies ist ein Zeichen dafür, dass du nicht frei bist von deinen Ängsten und Zweifeln.

Habt also keine Angst, dass etwas Ungewöhnliches geschehen könnte. Euer Schutzengel weiß genau, was ihr verarbeiten könnt und was nicht. Er würde euch niemals überfordern. Und eines ist auch ein gutes Unterscheidungsmerkmal zwischen eurer Ego-Stimme und der eures Schutzengels. Letzterer spricht ausschließlich in positiven und heilenden Worten. Negative und sogar furchteinflößende Worte sind immer Ausdruck des furchtsamen Egos in euch. Eure Schutzengel wählen ausschließlich liebevolle und aufbauende Worte.

Mit der Zeit wird auch jeder merken, was für ihn der beste Weg der Kommunikation ist. Und wenn jemand z. B. eher visuell veranlagt ist, dann kann es sicher passieren, dass er Bilder geschickt bekommt. Ein sicheres Zeichen, dass ihr mit eurem Engel redet, ist, wenn ihr eine tiefe innere Ruhe verspürt und eine Gewissheit, die man nicht wirklich erklären, sondern nur fühlen kann. Oft erlebe ich ein starkes Gefühl der Liebe, die mir entgegengebracht wird, und eine Geborgenheit, wie ich sie im Außen noch nie erlebt habe.

Belasst es nicht dabei, nur während eurer Meditationen mit eurem Engel zu reden. Seid euch immer wieder bewusst, dass er jederzeit ansprechbar ist. Teilt euer Leben auch im ganz normalen

Alltag mit ihm. Bittet um Zeichen und Botschaften nur der Freude wegen, und die Engel werden euch damit beschenken – ihr müsst nur Augen und Ohren offen halten. Häufig ist es so, dass die Engel besonders zu Beginn, wenn ihr anfangt, euch mit ihnen zu beschäftigen, vermehrt Botschaften senden, weil sie damit ihre Freude über eure Aufmerksamkeit ihnen gegenüber bekunden. Das größte Glück für die Engel ist euer Erinnern an sie und eure Gespräche mit ihnen, weil ihre Hilfe dadurch einen wesentlich leichteren und besseren Zugang zu euch findet. Und unser größtes Glück ist es, wenn wir sie hören können und um ihren Schutz und ihre Liebe wissen. Wir werden das Gefühl, gut aufgehoben und geborgen zu sein, nirgends mehr erleben als bei ihnen.

Ich möchte an dieser Stelle auch klarstellen, dass der Kontakt mit euren Engeln nicht dazu dient, sie als Quelle für das Hellsehen, Wahrsagen etc. zu betrachten. In diesem Fall wäre die Enttäuschung groß. Die Engel teilen euch das mit, was eurer Entwicklung dient und sind Boten und keine Orakel. Und oft kommen die Antworten zu einem späteren Zeitpunkt, wenn sie besser zu bestimmten Gelegenheiten passen und zuvor nicht der richtige Zeitpunkt war. Diese Antworten finden wir dann nicht nur in plötzlichen Eingebungen, Gedankenblitzen, sondern auch über andere Medien wie Telefon, Radio, Fernsehen, Zeitungen, Menschen, Tiere und so weiter.

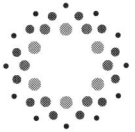

Lichtkörperprozess: Transformations- und Reinigungsprozess

Hiermit ist der Prozess der Reinigung und Frequenzerhöhung des physischen Körpers der gesamten Menschheit gemeint. Wir alle durchlaufen ihn, ob wir es nun bewusst wahrnehmen oder nicht. Dieser Prozess gehört zum Aufstiegsprozess der Erde. Ihre Frequenz steigt rapide an. Materie ist eine Verdichtung von Licht, und diese Dichte nimmt ab. Somit erhöht sich die Energiefrequenz auf der Erde und die der Menschen. Die Umwandlung von Materie zu Licht ist ein sehr langwieriger Prozess.

Unser Planet ist seit 1987/88 im Aufstieg begriffen. Wir können mit unserer Erde zusammen aufsteigen, und dies bedeutet, dass auch unsere Schwingungen sich erhöhen. Dadurch lassen wir alles Schwere und Dunkle langsam hinter uns und werden leicht und lichter.

Wir leben in der 3. Dimension (Materie), und der Aufstieg führt uns über die 4. bis in die 5. Dimension (Lichtkörper). In dieser Dimension existieren Vergangenheit und Zukunft nicht mehr, die einzige Zeit wird die Gegenwart sein. Ego, Seele und Geist sind in eine höhere Form übergegangen und wir vereinen uns mit unserem Höheren Selbst.

Nach und nach werden auch die jetzt noch inaktiven Gehirnzellen aktiviert. Die Rückgewinnung unserer vollen Gehirnkapazität ist ein längerer Prozess, der sich über einen längeren Zeitraum erstreckt. Er kann durchaus noch einige Jahrzehnte andauern. Wir können unsere Körper nicht innerhalb kurzer Zeit zu einem LICHTKÖRPER entwickeln, weil wir das nicht ertragen könnten. Es treten immens viele Veränderungen in uns und unserer Aura auf. Die spirituellen und intellektuellen Fähigkeiten erwachen mit Möglichkeiten und Fähigkeiten, die wir uns heute noch nicht einmal vorstellen können.

Wenn das innerhalb kürzerer Zeit geschehen würde, wären wir wahrscheinlich schnell Gast in der Psychiatrie, weil wir uns mit Dingen konfrontiert sähen, die uns in unserem derzeitigen Zustand zutiefst erschrecken und entsetzen würden. Wir brauchen Zeit, um all die Veränderungen zu verarbeiten und uns an sie anzupassen. Unsere geistigen Führer wissen genau den jeweils richtigen Zeitpunkt für jeden einzelnen Menschen. Unter vielen spirituellen Menschen wurde vor ihrer Inkarnation verabredet, den Prozess als Erste zu durchlaufen, um als Lichtarbeiter auf Erden zu arbeiten. Sie entwickeln genau die medialen Fähigkeiten, die benötigt werden, um z. B. über den Wandel zu berichten und den Menschen dabei zu helfen.

In einem Channeltext von Schutzengel Ariel wurde gesagt, dass bereits viele von uns die halbe Wegstrecke hinter sich gebracht haben.

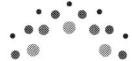

Was ist der Lichtkörperprozess?

Der Lichtkörperprozess bezeichnet eine Metamorphose wie die der Raupe zum Schmetterling, eine vollkommene Umwandlung des menschlichen Körpers in einen sogenannten Lichtkörper. Dies wird bedingt durch die bereits erwähnte Energieerhöhung der gesamten Erde, die messbar ist. Es ist eine körperliche und spirituelle Weiterentwicklung sowohl des Planeten Erde als auch der Menschen, Tiere und Pflanzen. Viele Veränderungen der Erde sind von Wissenschaftlern bereits registriert worden.

Wir werden diesen Aufstieg mit unserem derzeitigen physischen Körper vollziehen. In den nächsten Jahren werden wir uns alle weiterentwickeln. Hilfe erhalten wir dabei von allen Seiten: von Engeln, geistigen Führern, Aufgestiegenen Meistern und vielen anderen Geistwesen und von den Lichtarbeitern hier auf Erden.

Der Lichtkörperprozess verläuft individuell und ist abhängig von unserem Einverständnis, denn nichts geschieht ohne unsere Einwilligung. Er wird in zwölf Stufen unterteilt, und man durchläuft diese nicht hintereinander, sondern man kann abwechselnd oder gleichzeitig mehrere Stufen durchlaufen.

Es ist ein Prozess der Entgiftung und Reinigung. Eine "Katharsis", die Befreiung von allem Dunklen in uns. Der physische Köper reagiert im stofflich-organischen Bereich. Die neuen Frequenzen treffen auf Energieblockaden, welche aufgelöst werden. Biochemische Prozesse werden in Gang gesetzt, Hormone und Säuren unterstützen Transformationsprozesse. Alle bis dato angestauten Energien können wieder frei fließen. Der Bauplan des Erbgutes strukturiert sich um (DNA). Jede Zelle ist dann lichtdurchflutet.

Ahnenaufträge, altes Karma und auch die eigene Lebenseinstellung sowie alte Verhaltensmuster, Ängste, falsches, unwahres und manipuliertes Wissen lösen sich mehr und mehr auf. Wir lassen alle negativen vergangenen Anhaftungen hinter uns, bis wir völlig frei vom Dunkel sind, alles Schwere ist vergangen – ein wunderbares Ergebnis unserer Arbeit an uns selbst, unseres Reinigungs-, Klärungs- und Läuterungswerkes. Wir sind dann unserem wahren Ursprung nahe gekommen und leben unser wahres Selbst.

Unsere Wahrnehmung erhöht sich, unser Bewusstsein erweitert sich, wir werden einfach anders fühlen und denken. Ohne die dunklen Einflüsse sind wir glücklich, gelassen und frei. Wir leben die Liebe, sind die Liebe und sind in der Freude. Durch einen besseren Energiefluss werden die Körper gesünder und funktionieren besser. Und von einem positiven Effekt bin ich besonders beeindruckt: Manche Körper wirken sogar wesentlich jünger.

Wir begeben uns in neue, höhere Dimensionen und befinden uns dann in einem Zustand der Reinheit. Wir werden zu Menschen des neuen Zeitalters.

Wir erkennen, dass wir alle "eins" sind und kennen keine Abgrenzung mehr. Mediale Erkenntnisse, außersinnliche Fähigkeiten, die man heute noch als verrückt und irrational bezeichnet, werden dann zur Normalität gehören. Vieles von dem, was Josefine in "Kommuniziere mit Deinem Engel" angedeutet und erwähnt hat, wird dann jeder umsetzen können. So werden wir z. B. unsere telepathischen Verbindungen zur Kommunikation mit allen und allem nutzen können.

Eine Vereinigung mit dem Höheren Selbst wird möglich. Die Erde existiert in verschiedenen Ebenen bzw. Dimensionen, in die wir aufsteigen. Soweit ich das verstehe, ist dann selbst der Tod nicht mehr nötig. Aber der Weg dahin ist sicher noch lang, und hier soll es ja in erster Linie darum gehen, wie wir diesen Weg in Zeiten des Wandels und der Schwingungsanhebung am besten begehen. Denn eines ist sicher: Jeder einzelne Schritt auf diesem Weg ist von großem Gewinn, wir entdecken immer mehr, welche unglaublichen Gaben und Fähigkeiten wir Menschen besitzen, und wir lernen, mit ihnen auf die richtige Weise umzugehen. Immer mehr Menschen spüren bereits seit langem ihre gesteigerte Empfindsamkeit gegenüber allem, was letztendlich schädlich ist für Leib, Geist und Seele. Ihr Fokus verändert sich, Dinge, die bislang akzeptiert werden konnten, werden in einem neuen Licht gesehen. Man mag mit dem Verstand noch an alten Vorgängen und Verhaltensweisen hängen bleiben, aber die innere Stimme in Form von Unwohlsein und Skepsis wächst und wächst. Wir nehmen vermehrt nicht mehr alles hin, was man uns als gesund, richtig oder falsch usw. verkaufen will. Ich merke, wie sich allein in meinem Umfeld die Themen ändern. Veganes Leben, der Tierschutz, Humanität, ein soziales Miteinander, ein neues Gesundheitsbewusstsein und vieles mehr stehen immer mehr krassen Ereignissen, die die Welt erschüttern, gegenüber. Aber die Schrecknisse, Gräueltaten, Krieg und Gewalt, Terror, Umweltkatastrophen, Menschenrechtsverletzungen und vieles mehr werden irgendwann weniger werden. Das Geschenk, was uns durch den Energiewandel gemacht wird, lässt uns mehr und mehr aufwachen. Die Liebesenergien werden die "dunklen" Energien verscheuchen. Das neue Bewusstsein beinhaltet ein Wissen, welches diese Erde bereits auf ihrem Weg in die höhere Dimension zu einem besseren Ort machen wird. Immer mehr Menschen entdecken ihre spirituellen Talente und werden sie zum Wohle aller einsetzen können. All das, was man jetzt noch gemeinhin als Wunder bezeichnet, wird dann zum Alltag gehören.

Zusammenfassend bedeutet der Lichtkörperprozess das Wiederentdecken unseres wahren Seins, des Göttlichen in uns. Er ist das Erinnern und Wiederentdecken der Schöpfung, das Urvertrauen, der Glauben und die Hingabe an Gott.

Ich durchlaufe diese Schwingungserhöhungen bereits seit Jahren, ohne je mit dieser Begrifflichkeit konfrontiert worden zu sein. Soweit ich mich erinnere, habe ich erstmals davon gehört, als viel von 2012 die Rede war, als durch das Ende des Maya-Kalenders auch vom Ende der Erde die Rede war. Ich hatte mich fünf bis sechs Jahre zuvor bei einem Esoterikforum angemeldet, in dem ich dann zum ersten Mal vom Lichtkörperprozess erfuhr. Aber alles, was ich darüber las, war meines Erachtens so abgehoben, dass ich es nicht ernsthaft in mich aufgenommen habe. Aber nichtsdestotrotz blieben einige Informationen darüber hängen, und ich blieb zumindest interessiert, wenn ich irgendwo anders darüber stolperte. Und so kam ich nach und nach doch immer mehr dazu, mich ein wenig damit auseinanderzusetzen, insbesondere dann, wenn meine Symptome doch stark mit den diesbezüglichen Beschreibungen übereinstimmten. Andererseits wurde mir auch immer mehr bewusst, dass genau die aber auch zu vielen anderen Krankheitsbildern passen konnten. Dadurch immer wieder verunsichert, war ich dann doch sehr darum bemüht, mich bei einem Arzt abzusichern. Doch es ist erstaunlich, wie viele Untersuchungen und Arztbesuche ich hinter mich gebracht habe, ohne je eine Ursachenklärung zu erhalten. Letztendlich wurde nie etwas gefunden, obwohl ich ernsthafte und oft schmerzhafte Symptome hatte. Wenn ich so recht überlege, geht das nun schon seit mindestens 15 Jahren so, dass ich "Krankheiten" hatte, die nie geklärt werden konnten. Und da es viele Symptompausen gab, war ein Zusammenhang ja nicht erkennbar, zumal damals die spirituelle Landschaft noch eine ganz andere war. So hatte ich z. B. bereits Ende der 90er unerklärliche Schmerzen in meinen Gelenken – und zwar schubweise. Und jeder Arztbesuch blieb ergebnislos. Meine Rheumawerte und alles andere waren immer im Normbereich. Gott sei Dank waren die Schübe nicht allzu lange, und manchmal blieben sie Jahre lang aus. Mitte 2013 und 2014 waren sie plötzlich wieder da, aber in verstärktem Maße. Überhaupt waren die letzten zwei bis drei Jahre sehr anstrengend. Nun weiß ich aber, womit die Schmerzen zusammenhängen, und das lässt mich sie besser ertragen. Es gab Tage, da tat mir fast jeder Knochen weh, und ich fühlte mich wie 100 – und das mir, die ich eher ein reger und aktiver sowie recht beweglicher Mensch bin. Umso erstaunlicher ist es, wenn dann plötzlich von einem Tag auf den anderen sämtliche Schmerzen verschwinden, als wäre da nie etwas gewesen. Das ist erstaunlich und wenn Sie das auch kennen, kann dies ein guter Hinweis darauf sein, dass Aufstiegsenergien am Werke sind. Mittlerweile kann ich auch Schmerzen unterscheiden, die sich muskulär und an den Gelenken und Knochen bemerkbar machen. Habe ich z. B. Nackenbeschwerden durch eine falsche Lagerung, dann sind diese Schmerzen irgendwie anders. Wenn bei mir die Aufstiegsenergien am Werke sind, dann sind diese auch immer mit für mich typischen Piksern begleitet, die ich dann am ganzen Körper spüre. Außerdem sind die Muskelverspannungen anders, da sie sich an bestimmte Stellen anschleichen und genauso langsam wieder abklingen, während das Ganze bei einer mechanischen Verrenkung über längere Zeit konstant bleibt. Auch absolut typisch ist, dass der Schmerz an vielen verschiedenen Stellen auftritt, kommend und gehend. Er steigert sich auch langsam bis zu einem gewissen Punkt, an dem ich nahe daran bin, Schmerzmittel zu nehmen. Zu diesem Zeitpunkt, meist nach etwa zwei Wochen, klingt dann alles schnell ab und verschwindet für einige Wochen.

In einem späteren Abschnitt finden Sie eine Liste, in der Sie allgemeine Symptombeschreibungen finden können, die sehr typisch sind. Auch werden wir uns noch mit den unterschiedlichen Stufen des Aufstieges beschäftigen. Beides gehört bei diesem Thema auf jeden Fall dazu, auch wenn das alles durch mich nicht zum ersten Mal aufgezählt wird. Aber es ist beruhigend und sehr informativ für jeden, wenn er Erklärungen findet für seine Probleme und Wehwehchen, vor allem wenn man auch durch Arztbesuche keine Aufklärung erhalten hat. Mich beruhigt am allermeisten, wenn ich sehe, dass ich mir das Ganze nicht nur einbilde, dass jedes Leiden psychisch bedingt ist und dass es andere gibt, die das Gleiche durchleben.

Gleichzeitig werde ich weiterhin auf Bitte der geistigen Welt meine persönlichen Erfahrungen mit euch teilen. Es ist der Wunsch von Josefine und Bartholomäus, da auf diese Weise eine Identifikation vielleicht leichter fällt. Meine Erlebnisse mit den Aufstiegsenergien haben mich oft schwanken und zweifeln lassen, und die Frage, warum ich das durchmachen muss, hat mich oft spirituell zurückgeworfen. Häufig war und bin ich immer wieder tieftraurig und emotional völlig durcheinander. Es kamen oft Wut, Unverständnis und Aggression in mir hoch. Ich wollte mehrmals nichts mehr mit dem Channeln zu tun haben und habe meinen Kontakt zu Josefine abgebrochen. Ich habe mich oft gefragt, wozu ich das Ganze so stark durchleben muss, zumal ich dachte, dass ich als spiritueller Mensch damit besser klarkommen müsste. Und vor allen Dingen kann ich ganz und gar nicht verstehen, wieso manche Menschen überhaupt nichts dergleichen durchleiden müssen. Ich wurde dahingehend berichtigt, dass dies nur den Anschein habe und jeder Mensch mehr oder weniger betroffen sei. Die "Unwissenden" durchlaufen auch bestimmte Stufen, aber jeder geht individuell hindurch und damit um. Da viele Symptome allgemeiner Natur sind, wie ein Schnupfen etc., fallen sie auch nicht weiter auf. Und aufgrund verschiedener Punkte bleibt eine große Anzahl von Menschen in bestimmten Stufen stecken, und/oder sie haben sich selbst entschieden, den Prozess nicht weiter in ihrem derzeitigen Körper zu durchlaufen. Nichts passiert ohne unser Einverständnis, auch wenn wir uns hier und jetzt nicht bewusst daran erinnern. Ich dachte auch bislang, dass jemand, der sehr spirituell ist, sich vielleicht leichter mit der Umstellung tut. Aber es scheint nicht so zu sein, zumindest bei mir nicht. Doch ich hoffe, nicht zuletzt durch die hier gemachten Vorschläge der geistigen Welt, zukünftig besser damit umgehen zu können. Das Gleiche wünsche ich Ihnen auch.

Meine Frage, warum gerade ich, die ich mit Engeln channele, so starke Schmerzperioden durchleben muss und so sehr von den neuen Energien betroffen bin, wurde mir so beantwortet, dass jede Seele ein einzigartiges Energielicht ist und dass jeder Mensch eigene Erfahrungen und Erlebnisse hat, die sich in ihrer Quantität und Intensität unterscheiden. Der Mensch bestimmt sein eigenes Tempo und hat seine eigene Art, seine Erfahrungen zu verarbeiten. Und wenn sich jemand wie ich häufig ganz bewusst mit der geistigen Welt verbindet, verliert er ein wenig die Erdung. Diese ist aber wiederum wichtig, da sonst eine Art Ungleichgewicht der Energien für den physischen Körper die Folge ist, da er sich im ständigen Schwingungswechsel befindet. Unsere Schwingungen auf Erden sind niedriger, und bei einer Verbindung mit höheren Ebenen müssen sie bewusst angeglichen, das heißt erhöht, werden. Daher ist es besonders wichtig, geerdet zu bleiben, sonst fällt man quasi aus der Verankerung, was dann größere Probleme im Hier und Jetzt hervorrufen kann. Das heißt, wenn man häufig zwischen zwei Ebenen "schwingt", bleibt dies nicht ohne Folgen. Der physische Körper braucht sozusagen Erholungsphasen durch Erdung. Diese kann man in erster Linie in der Natur finden.

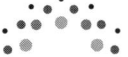

Was passiert mit uns?

Viele Jahre schon befinden wir uns in der Frequenzerhöhung auf Erden, begleitet durch die damit einhergehenden vielfältigen Symptome. Hochfrequentes Licht strömt auf die Erde, und unsere dichten Körper beginnen, sich langsam zu verändern. Diese hohen neuen Strahlungen treffen auf in uns verhaftete Energieblockaden im physischen, psychischen und geistigen Bereich. Es sind die Auflösungs-, Reinigungs- und letztendlich Neuinstallationsprozesse, die uns zu schaffen machen. Körperliche Schmerzen und Beschwerden sind das Ergebnis intensiver Veränderungen auf unserer DNA-Ebene, während der innere Wandel sich in psychischen und geistigen Veränderungen zeigen. Keine Sorge, sie gehen vorüber und dienen ja einer lichtvollen Zukunft.

Die alten Programmierungen befinden sich in Form von Kristallen in unserem Ätherkörper und in unserem physischen Körper. Wenn sich diese Kristalle auflösen, erhöht sich unsere Frequenz.

Durch die höheren Schwingungen des Planeten und unserer Körper wird es uns gelingen, Seelenanteile unseres Selbst wieder zu integrieren.

Der Lichtkörperprozess war ursprünglich ein Prozess der Erleuchtung, den nur die großen Meister machten. Bald ist das nicht mehr nur den Meistern und einigen auserwählten Menschen vorbehalten, sondern der ganzen Menschheit.

Oftmals lese ich in der entsprechenden Literatur, dass dieser ganze Prozess im Laufe der nächsten Jahre abgeschlossen sein wird. Sehr wahrscheinlich sind damit die gemeint, die den Prozess bewusst durchlaufen. Laut Bartholomäus braucht der Wandel der Zeit auch viel Zeit und diese ist nicht festgelegt, sondern hängt von uns Menschen ab, von unserem Willen und unserer Zusammenarbeit mit den Geistwesen, die uns in dieser Zeit verstärkt zur Seite stehen. Ein solch starker Eingriff in die Materie kann und wird nur in langsamen und behutsamen Schritten erfolgen können. Das Bewusstsein der Menschheit steigt immer höher empor, die Wahrnehmung erfährt eine Erweiterung, so dass es allen Menschen möglich wird, diesen Wandel zu erkennen. Wir werden nicht alle gleichzeitig den Wandel vollziehen, aber es kommt der Zeitpunkt, an dem wir alle ankommen werden. Aber bis dahin ist noch viel Arbeit zu leisten von denen, die sich bereit erklärt haben, Menschen über den Aufstieg zu informieren und ihnen beim Übergang zu helfen. Es gibt schon sehr viele spirituell ausgebildete Energiearbeiter, sie sind die Heiler der neuen Zeit, sie begleiten die Menschen in die neue Energie und helfen auf allen vier Körperebenen (physisch, psychisch, mental und spirituell) dabei, eingefahrene Muster, Schmerzen, Ängste usw. zu erlösen und in das neue Bewusstsein zu begleiten. Und vor allem sind es unsere Engel und andere Geistwesen, die all ihre Liebe einsetzen, um uns hierbei beizustehen.

Der Lichtkörperprozess vollzieht sich in zwölf Stufen, die ich nachfolgend kurz skizziere.

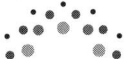

Stufen des Lichtkörperprozesses

Ich habe diese Liste nach Literatursichtung und mit Absegnung von Bartholomäus zusammengestellt. Auf die Symptome gehen wir im nächsten Abschnitt näher ein.

Lichtkörperstufe 1

Erste physische Veränderungen
- Der Zellstoffwechsel erhält neue Impulse und beschleunigt sich. Viele Verletzungen, körperlicher, seelischer und geistiger Art, werden aktiviert.
- Das Interesse an Spiritualität wird geweckt.

Symptome
- Man hat das Gefühl, unter Strom zu stehen.
- Symptome einer Grippe
- Fieberzustände
- Gliederschmerzen und "Nadelstiche" am Körper
- vermehrte Müdigkeit
- Kopfschmerzen
- Übelkeit und Erbrechen
- Durchfall und Verdauungsstörungen
- Akne, Hautausschläge
- Brennen und Hitze an einzelnen Körperteilen
- Gewichtsveränderungen

Lichtkörperstufe 2

Weitere physische Veränderungen
- Sinnfragen kommen auf.
- Es folgt eine Chakrenaktivierung und die beginnende Auflösung von Karmastrukturen; Blockaden brechen auf, Kristalle beginnen sich aufzulösen.

Symptome
- Hier kommt noch das Gefühl der Desorientierung hinzu.

Lichtkörperstufe 3

Weitere physische Veränderungen
- Erste Lichtaufnahme der Zellen im Zellinneren.
- Die Hellfühligkeit beginnt, Sinneswahrnehmungen verstärken sich immer mehr. Es kommt zum ersten Seelenabstieg.

Symptome
- Licht- und Lärmempfindlichkeiten
- Der Geschmackssinn ist empfindlicher.
- erhöhte sexuelle Stimulierung

Lichtkörperstufe 4

Physisch-mentale Veränderungen
- Hier beginnen erste übersinnliche Erfahrungen, hellsichtige Momente und telepathische Erlebnisse.

- Es kommt zu Veränderungen der elektromagnetischen und chemischen Zustände im Gehirn.
- Neue Hirnfunktionen werden aktiviert, und es bilden sich neue Synapsen.
- Beide Hemisphären des Gehirns verbinden sich allmählich miteinander.

Symptome
- Gefühl von "gipsigem" Kopf
- häufige und starke Kopfschmerzen
- Augen- und Ohrenbeschwerden, wie Tinnitus und Hörstürze, vorübergehende Taubheit
- verschwommenes Sehen
- Gefühl, als ob elektrische Energie durch Kopf und Wirbelsäule fließe

Lichtkörperstufe 5

Physisch-mentale Veränderungen
- Fragen nach dem Sinn des Lebens kommen auf.
- Man fragt sich, wer man eigentlich ist, und beginnt, seine Kindheit zu erinnern und zu prüfen. Man bearbeitet und analysiert, gewinnt neue Einsichten und beginnt, alte Verhaltensweisen aufzugeben.
- Erste Ahnungen über andere Dimensionen. Man macht immer mehr übersinnliche Erfahrungen und erlebt die telepathische Gedankenübertragung.

Symptome
- Intensive Träume

- Das Schlafmuster verändert sich.
- Neues spirituelles Wissen macht euphorisch; die Zeit bringt viele Herausforderungen mit sich, die mit dem Verstand noch analysiert werden.

Lichtkörperstufe 6

Physisch-mentale Veränderungen
- Es kommt auch zu äußeren Veränderungen: Alte Freundschaften brechen auseinander, der Arbeitsplatz verändert sich. Man lernt neue Menschen kennen, die man als gleichgesinnt empfindet. Das Resonanzgesetz wirkt stark, und man erhält überall Hinweise und Informationen in Form von Publikationen, die einen tiefer in das Neue bringen.
- Die übersinnlichen Erlebnisse häufen sich, und man macht nun auch eigene spirituelle Erfahrungen.

Symptome
- Identitätskrise bis zum Identitätsverlust
- Es ist eine schwierige Zeit. Immer wieder neigt man zum Aufgeben, was einige auch tun und ihren Körper verlassen.
- Wer diese Zeit übersteht, schafft auch mehr.

Lichtkörperstufe 7

Physisch-emotionale Veränderungen
- Man wird mit seinen emotionalen Blockaden konfrontiert. Man durchlebt Gefühle von Wertlosigkeit, Inkompetenz, Scham und Schuld. Es kommt zu emotionalen Ausbrüchen.

- Es ist eine Phase des erwachten spirituellen Bewusstseins mit Enthusiasmus bei weiterhin bestehendem emotionalem Ungleichgewicht, weshalb man sich selbst auf ein Podest hebt und die Vorstellung hat, etwas Besonderes im Spirituellen zu sein.
- Aber man wird auch spontaner, lebt im Hier und Jetzt.
- Die emotionalen und karmischen Bindungen beginnen, sich aufzulösen.
- Man folgt der inneren Führung, aber immer wieder kommen auch Lebensängste auf.
- Es entwickelt sich eine Liebe zur Natur und zum Ganzen.
- Man entdeckt die Göttlichkeit. Man wird ruhiger und gelassener.
- Die Chakren öffnen sich.
- Frühere Interessen und Neigungen werden aufgegeben. Man fühlt sich nur noch zu Gleichgesinnten hingezogen. Dabei wird die Ausstrahlung auch kühler und distanzierter.
- Verbindungen zu anderen werden überpersönlicher.
- Man wird sich nun auch seiner Co-Inkarnationen und Parallelselbste bewusst.
- Das Herzchakra öffnet sich, Stirn- und Kronenchakra werden aktiviert.
- Thymus, Hypophyse und Zirbeldrüse beginnen zu wachsen.
- Der erhöhte Zellmetabolismus verringert den Alterungsprozess.

Symptome
- Brust- und Herzschmerzen, was sich wie Angina pectoris anfühlen kann.

- Druck auf das Brustbein, an der Stirn und am Hinterkopf, Schmerz auf dem Kopfscheitel.
- Das Gesicht verändert sich und man sieht jünger aus, hat weniger Falten.

Lichtkörperstufe 8

Physisch-emotionale Veränderungen

- Die Säuberung von emotionalen und mentalen Blockaden bringt eine Zeit großer Herausforderungen mit sich, in der viel Kraft nötig ist.
- Die Aura reinigt sich von Blockaden.
- Man erhält Informationen aus allen Dimensionen und Inkarnationen.
- Lichtsprache wird möglich, was man daran erkennt, dass man Lichtschriften aufblitzen oder energetische Bewegungen sieht.
- Die Hellfühligkeit ist groß, und man nimmt alle Energien aus dem Umfeld auf.
- Nun wird man von der eigenen Überseele gelenkt. Man sieht in anderen Menschen das spirituelle Wesen, und das Interesse ist eher spiritueller denn persönlicher Natur.
- Das sexuelle Interesse geht zurück. Zirbeldrüse sowie Hypophyse wachsen weiter.
- Die Gehirnstruktur verändert sich, man nutzt bis zu 100 Prozent seiner Gehirnkapazität, der Kopf wächst.
- Die Herzfrequenz steigt vorübergehend an.
- Die außerkörperlichen Chakren 8, 9 und 10 werden aktiviert und man klinkt sich ins Vereinte Chakra ein.

- Es wird ein ätherischer Empfangskristall aktiviert und Infos werden heruntergeladen, man erhält Informationen aus der geistigen Welt.
- Ist man ohne Partner, weiß man eventuell, dass der eigene Seelenpartner in der 5. Dimension auf einen wartet.

Symptome
- Schwindelanfälle
- Herzrasen
- Druck im Kopf, an der Stirn, am Hinterkopf und Gefühl, dass der Kopf wächst
- starke Kopfschmerzen
- stark verschwommenes Sehen
- Schlafstörungen
- Gedächtnisstörungen bis zum Erinnerungsverlust
- Denkstörungen
- Konzentrationsstörungen
- unklares Denken
- Planungs- und Entscheidungsschwierigkeiten
- Desorientierung
- Herzrhythmusstörungen
- Brennen über dem rechten Ohr
- Man sieht Flammenschriften und andere Lichterscheinungen aufblitzen (Lichtsprache)

Lichtkörperstufe 9

Physisch-emotionale Veränderungen

- Es wird einem klar, dass man keine Kontrolle mehr braucht. Alte, niedere Charaktereigenschaften lösen sich auf. Es findet ein weiterer Seelenabstieg mit einer Veränderung der Identität und Werte statt. Man lebt seine Seele ganz und macht die Erfahrung, alles im Leben selbst zu erschaffen. Man integriert Parallelselbste und könnte sich dabei vorübergehend fremd oder besessen fühlen, mit Verhaltensweisen, die einem bei sich selbst unbekannt scheinen, als ob man sich von außen beobachtet. Es ist eine schwierige Zeit, die Mut und Tapferkeit erfordert. Oft fühlt man sich erschöpft und deprimiert. Und es sind auch noch Reste von Existenzangst da.

- Man wird vom Höheren Selbst geführt und ist immer zur richtigen Zeit am richtigen Ort sowie tut und erlebt immer das Richtige. Man beginnt, mit dem multidimensionalen Selbst zu verschmelzen – mit dem Ziel, alles von sich zu manifestieren. Man beginnt, göttliche Weisheit und Liebe zu verkörpern. Das Ego löst sich auf.

- Man erhält kodierte Mitteilungen aus anderen Dimensionen (Lichtsprache).

- Die Zirbeldrüse wächst weiter und produziert mehr Wachstumshormone.

- Die Chakren 9 und 10 öffnen sich, die Chakren 11 und 12 beginnen, sich zu öffnen.

Symptome:

- Schmerzen im unteren Rücken und in der Hüfte

- Druck und Dichtegefühl im Unterleib und Beckenboden
- Gewichtszunahme oder -abnahme
- eventueller Wachstumsschub
- Druck auf der Stirn
- Erschöpfung
- Hormon- und Menstruationsstörungen

•• ◉ ••
Lichtkörperstufe 10
Physisch-spirituelle Veränderungen
- Man fühlt sich mit allem verbunden. Die höheren Chakren öffnen sich, die Aura ist ein einziges Lichtfeld. Man entwickelt die übersinnlichen Fähigkeiten eines galaktischen Menschen: Hellsichtigkeit (wissen ohne Worte oder ohne zu sehen), Teleportation (Fähigkeit, mit Bewusstsein durch Zeit und Raum zu reisen), Materialisierung und Dematerialisierung (durch Gedanken), Reisen durch Raum und Zeit und in andere Dimensionen werden möglich.

•• ◉ ••
Lichtkörperstufe 11
Physisch-spirituelle Entwicklung
- Alle höheren Chakren sind nun offen. Der Lichtkörper ist fast fertig und beginnt schon, hoch zu vibrieren. Interdimensionales Reisen, interdimensionale Wahrnehmungen und interdimensionale Kommunikation sind nun möglich.
- Der Planet Erde wird zu diesem Zeitpunkt nicht mehr in seiner jetzigen Raum-Zeit-Struktur sein, und lineare Zeit

gibt es nicht mehr. Es ist der "Himmel auf Erden". Nun entscheidet man, ob man als Helfer auf der Erde bleibt, denn die Lichtarbeiter gestalten das Leben auf der Erde um, oder ob man als reine Energieform aufsteigt.

•• ◉ ••

Lichtkörperstufe 12
Physisch-spirituelle Veränderung
- Man hat einen halbätherischen Körper und ernährt sich von Licht und Luft. Man hat alle Fähigkeiten der Stufe 11 integriert. Nun vibriert der Körper schon so hoch, dass man durch Dinge hindurchgehen oder -greifen kann. Man kann sich auch bewusst wieder physisch verdichten.

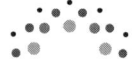

Körperliche Symptome

Viele der nachfolgend genannten Symptome wird man während des ganzen Lichtkörperprozesses mehr oder weniger häufig und auch mehr oder weniger ausgeprägt erleben.

Grippeartige Symptome

Übermäßig häufig Infekte, zu Beginn der Aufstiegserhöhung gab es viele Grippeepidemien.

Muskel- und Gelenkschmerzen

Immer wieder auftretende Phasen, in denen plötzlich mehr oder weniger starke Gelenk- und Gliederschmerzen auftreten, ähnlich denen von typisch rheumatischen Beschwerden, die ohne Befund bleiben. Sie verschwinden genauso plötzlich, wie sie gekommen sind.

Die Muskeln fühlen sich wie verrenkt an, man spürt einen ziehenden, dumpfen Schmerz.

Eigene Erfahrungen

Ich habe auch schon langjährige Pausen gehabt. Vor 2014 hatte ich mehrere Jahre Ruhe, aber 2014 war heftig, und die Pausen zur Erholung waren nur einige Wochen kurz. Hatte ich zuvor auch Perioden mit gleichbleibend starken sowie wandernden Schmerzen über längere Zeit (Wochen bis Monate), denen jahrelange Pausen folgten, kamen die Schübe 2013-2014 immer mit einem allmählichen Anstieg der Schmerzen.

Sie begannen zwar immer plötzlich, aber die Stärke nahm meist zu bis zu einem gewissen Höhepunkt, und dann ließen die Schmerzen wieder nach und verschwanden schnell. Meist sind die Schmerzen begleitet von leichten "nadelartigen Stichen" am ganzen Körper. Diese können auch isoliert auftreten.

2014 waren die Energieerhöhungen rapide angestiegen, was sich bei mir sehr bemerkbar gemacht hat. Wundern Sie sich also nicht, wenn Sie in diesem Jahr besonders heftig gefordert wurden.

Ich möchte hier noch erwähnen, dass ich auch ganz vereinzelt, wenn ich morgens aufstehe, das Gefühl habe, als wären alle meine Fußknochen angebrochen und als ginge ich auf Glassplittern. Stunden später sind diese seltsamen Schmerzen weg, als wären sie nie da gewesen.

• • • • •

Rückenschmerzen

Beschwerden finden sich hier über die ganze Wirbelsäule verteilt. Es finden sich Kreuzschmerzen, Schmerzen im Brustwirbelbereich (Rippen), Ischiasprobleme sowie Schulterverspannungen.

Nackensteifheit und Schmerzen im Nackenbereich

Hier gibt es ein sich anschleichendes Gefühl von Verspannungen im Nackenbereich, man merkt regelrecht, wie der Muskel anzieht, und zwar im seitlichen Bereich auf beiden Seiten. Hier weiß ich mittlerweile schnell, wann ich durch mechanische Einwirkungen oder Verrenkungen einen steifen Hals oder Schmerzen im Nacken habe oder ob es ein Aufstiegssymptom ist. Dies ist wieder ein typisches Symptom, für das es sehr viele andere Ursachen gibt und das deshalb kaum als Aufstiegssymptom auffällt.

Kopfschmerzen, dumpfe Benommenheit, Druckgefühl im Schädel, Schwindel

Auftretende Kopfschmerzen ohne erkennbare Ursachen. Es kommt zu Druckgefühlen in der Stirn und am Hinterkopf und zu heftigen, stechenden Schmerzen im Scheitelbereich.

Schmerzen/Stiche im Bereich des Dritten Auges und über den Ohren.

Gerade über die Ebene des Kopfes geschehen sehr viele Einstrahlungen und Einwirkungen. Das wird manches Mal dieses wattige, benommene Gefühl im Kopf zur Folge haben.

Hals, Mund/Rachen, Kieferbereich

Auch hier sind Beschwerden und Schmerzen normal für den Prozess: Hitze und Druckgefühl, Schluckbeschwerden, Schleimhautveränderungen, Stiche in der Luftöhre.

Eigene Erfahrungen

Wochenlang litt ich nachts unter Schleimbildung im Rachen. Tagsüber hatte ich nichts. Ich wurde ständig wach durch einen Schluckreiz. Das Ganze hat Monate angehalten, in denen ich weder einen Schnupfen noch irgendeine Art von Infekt hatte. Immer wenn ein Symptom neu auftritt, bin ich erst einmal auf der Suche nach anderen Ursachen, die aber auch hier nicht zu finden waren. Aber wie bei all den auftretenden Symptomen verschwand auch dieses von heute auf morgen.

Zur ungefähr gleichen Zeit hatte ich auch immer ganz plötzlich das Gefühl, ich hätte etwas im Rachen. Beim Schlucken tat es weh, ging aber Minuten später wieder weg. Das wiederholte sich des Öfteren, begleitet von Stichen in der Luftröhre.

• • • • •

Abgeschlagenheit und Müdigkeit, Schlafstörungen

Hier geht es um unerklärliche Müdigkeitsattacken, die einen überfallen, obwohl man genügend Schlaf bekommen hat. Man könnte quasi den ganzen Tag schlafen bzw. man würde sich am liebsten bereits nach wenigen Stunden wieder hinlegen. Die Schlafmuster verändern sich, häufiges Erwachen in der Nacht und Schlafstörungen kommen vor. Die Träume werden intensiver, und morgens beim Erwachen erinnert man sich gegebenenfalls deutlicher daran als früher. Das können Albträume voller Angst und Schrecken sein, aber auch recht informative, symbolische, eigenartige und lebhafte Träume, die sehr wirklich erscheinen, da wir während des Schlafens "innere Arbeit" leisten und dabei viele Altlasten hinter uns lassen. Nächtliche Schweißausbrüche (auch tagsüber) sind nicht selten.

Eigene Erfahrungen

Ich hatte Tage, da dachte ich, ich werde gar nicht mehr richtig wach. Meine Augen waren so richtig schwer, und ich schleppte mich durch den Tag. Diese Phase ging sehr lange, ich war wochenlang chronisch müde. Und nach einer Aktivitätsphase wiederholte sich das Ganze wieder.

•• ● ••

Verdauungsprobleme, Durchfall, Übelkeit und Erbrechen

Die Verdauung geht rascher, wir vertragen viele Speisen nicht mehr. Zeitweise Übelkeit wie in der Schwangerschaft, flaues Magengefühl, Sodbrennen. Durchfälle und Verstopfung im Wechsel.

Wir leiden plötzlich an Lactose-, Fruktose- oder Histamin-Intoleranz sowie an vielem anderen.

•• ● ••

Schmerzen im Bereich der Leber

Immer mehr bisher überzeugte Fleischesser merken, dass sie sich plötzlich vor Fleisch ekeln, oder der Appetit auf Fleisch lässt merklich nach.

Auch bei anderen Nahrungsmitteln verändert sich der Geschmackssinn, entweder vorübergehend oder andauernd. Was man vorher gerne mochte, schmeckt einem auf einmal nicht mehr, und umgekehrt bekommt man neue Gelüste und Heißhungerattacken und isst Lebensmittel, die man vorher abgelehnt hat.

••◉••

Unerklärbare Gewichtszunahme und -abnahme.

Die Mundschleimhaut und die Zunge reagieren immer heftiger auf Säure, auf Salz, Zucker und Bitteres. Der Geschmackssinn verändert sich.

Eigene Erfahrungen

Ich bin ein absoluter Schokoladentyp. Ich lasse lieber ein herzhaftes Essen aus und verspeise dafür pfundweise Schokolade. Das heißt, es verging kein Tag ohne meine Schokoportion. Insofern war das Jahr 2014 für mich eines der seltsamsten meines Lebens. Von einem Tag auf den anderen hatte ich keinerlei Lust mehr auf Schokolade. Aus reiner Gewohnheit wurde sie gekauft ... und blieb liegen, was einem Wunder nahekommt. Ich konnte noch nie lange etwas Süßes im Hause haben. Es schmeckte mir allerdings nicht mehr. Ich konnte es nicht glauben und dachte mal wieder als Erstes, dass ich krank sein müsse. Keinerlei Verlangen nach Schokolade – und das nahezu ein Dreivierteljahr lang nicht. Nun esse ich sie wieder, längst nicht so viel wie früher, und irgendwie bekommt sie mir nicht mehr. Ich spüre, dass mein Körper sie ablehnt durch vermehrtes Sodbrennen und Übelkeit.

••◉••

Akne, Hautausschläge, Hautjucken

Plötzlich auftretende Akne, die man selbst im Teeniealter nicht hatte, und Hautausschläge können auftreten. Umso lichter der Körper wird, umso empfindlicher wird er auch bestimmten Substanzen gegenüber. Die Biochemie, Hormone und Zellen ändern sich schleichend, und dementsprechend reagiert die Haut auf bestimmte Inhaltsstoffe gereizter als vorher. Wochen- bis monatelanges Jucken an vereinzelten Hautarealen ohne erkennbaren Auslöser kann so auftreten.

Augen- und Ohrenprobleme

Mit der Aktivierung neuer Hirnfunktionen werden auch Hör- und Sehzentren umstrukturiert, was folgende Symptome zur Folge hat:

- Störungen an den Augen, wie verschwommenes Sehen, ein Flimmern, vorübergehend trockene oder stark tränende Augen, Fremdkörpergefühl wie bei einer Entzündung. Auch die Sehkraft verändert sich.

- Störungen an den Ohren, wie ein Klingeln und Rauschen in den Ohren, Tinnitus, Hörstürze oder vorübergehende völlige Taubheit können vorkommen. Man wird geräuschempfindlicher.

Eigene Erfahrungen

Neben einem kleinen Hörsturz, der aber glücklicherweise nicht sehr stark war und schnell wieder abklang, hatte ich über Monate ein Knacken im Ohr, sobald ich mich hinlegte. Stehend oder sitzend ist es nie aufgetreten. Es verschwand dann wieder für einige Monate und kommt nun nur noch selten – und wenn, dann nur kurz – vor.

Über meinen Schutzengel habe ich später erfahren, dass dies durch die Arbeit an bzw. Öffnung meines Ohrchakras für die feinstofflichen Dimensionen ausgelöst wurde.

Zudem habe ich eine ungemein starke Geräuschempfindlichkeit entwickelt, die bereits vor 15 Jahren anfing. Seither kann ich durch diese übermäßige Hellhörigkeit nur mit Ohrstöpseln schlafen. Es gab Zeiten, da kannte ich keine wirkliche Stille, da ich immer ein scheinbar von weiter Ferne kommendes, ganz leises Rauschen hörte. Das hat mich lange Zeit begleitet und war sehr störend. Damals wusste ich noch nichts von Aufstiegssymptomen. Aber es fiel in eine für mich sehr spirituelle Zeit in meinem Leben, da ich damals erstmals mit meinem "Höheren Selbst" in Kontakt gekommen bin und meine ersten Gespräche mit ihm geführt habe.

Augenentzündungen waren in meinem Leben eher eine Seltenheit, und sie hielten allenfalls zwei bis drei Tage lang an. In den letzten Jahren habe ich immer wiederkehrende Entzündungen, die mindestens zwei Wochen anhalten, meist mit Fremdkörpergefühl, aber ohne jegliche andere Zeichen einer Entzündung. Zudem hatte ich zweimal eine etwa zweiwöchige Phase, in der die Augen beständig tränten – ohne jeglichen Grund. Die Augen standen ständig unter Wasser. Dies verschwand, wie so viele andere Beschwerden, genauso plötzlich, wie es angefangen hat.

Sinneswahrnehmungen

Alle Sinneswahrnehmungen verstärken sich, was einen überfordert, und man fühlt sich oft gestresst. Das Bedürfnis nach einem stillen Umfeld entsteht, wo keine Geräusche, Gerüche oder visuelle Ablenkungen stören.

Eigene Erfahrungen
Im Wachzustand brauche ich eigentlich immer irgendeine Geräuschkulisse, ob es der Fernseher ist oder ob Musik läuft. Seltsamerweise kann ich mich recht gut konzentrieren, wenn keine totale Stille um mich ist. Vielleicht liegt es daran, dass ich aus einer großen Familie stamme, in der es immer laut zuging. Selbst beim Lernen fürs Examen hatte ich den Fernseher nebenbei laufen oder ich habe mich in ein Café gesetzt, wo ich trotz des Stimmengewirrs im Hintergrund den Lehrstoff bestens aufnehmen konnte.

Darum war es 2014 überraschend für mich, dass ich plötzlich total genervt war, wenn der Fernseher lief. Selbst leise Musik ging mir auf die Nerven. Immer wieder erwischte ich mich dabei, dass ich absolute Stille brauchte. Sehr ungewöhnlich, aber ich genoss es, mich einfach auch mal mit nichts zu beschäftigen und einfach nur zu entspannen. Ich nahm dann auch Geräusche wahr, die sonst so gut wie nie in mein Ohr drangen. Zum Beispiel fand ich es superschön, auf meiner Terrasse zu sitzen und dem Wind zu lauschen oder Vögelgezwitscher zu hören. Irgendwann drängte es mich, regelmäßiger zu meditieren, aber ganz ohne die sonst gern verwendete Meditationsmusik und ohne Führung. Von da an fing ich wieder an, näher mit meinem Schutzengel in Kontakt zu kommen, und ich erfuhr von meinem Auftrag, das erste Buch zu schreiben.

•• • ••

Herzbeschwerden

Herzrhythmusstörungen sind keine Seltenheit, genauso Herzrasen, stichartige Beschwerden in der Brustmitte und am Solarplexus.

Wegen der Öffnung des Herzchakras haben viele Menschen starke Schmerzen in der Brust und im oberen Rücken. Das kann sich wie Angina Pectoris anfühlen, aber das Beklemmungsgefühl und die Atemnot fehlen und der Schmerz zieht nicht in den linken Arm. Es ist ein aus der Mitte der Brust stark nach allen Richtungen ausstrahlender Schmerz.

Eigene Erfahrungen

Es ist eine sehr irritierende Erfahrung, wenn man ganz plötzlich spürbare Herzrhythmusstörungen erlebt. Das macht erst einmal richtig panisch. Alle Symptome, die mit dem Herzen zusammenhängen, bereiten einem Menschen verständlicherweise Angst. Und wenn das Herz ohne ersichtlichen Grund andauernd hüpft und aus dem Takt kommt, erschreckt das zutiefst. Diese Phase hatte ich bereits zweimal für längere Zeit. Beide Male habe ich mich untersuchen lassen. Sämtliche internistische Untersuchungen wie auch Herzultraschall, Belastungs- und 24-Stunden-EKG waren bis auf die Hüpfer ohne Befund. Die Ursache konnte nicht gefunden werden. Und in beiden Fällen hörten die Rhythmusstörungen plötzlich wieder auf. Ehrlich, ich hoffe, das war es und es kommt nicht noch einmal.

•• • ••

Weitere körperliche Beschwerden können sein:

- Libidoverlust
- Unterleibsschmerzen
- unregelmäßige Menstruationsblutungen
- Wasseransammlungen im Gewebe
- Schweregefühl in den Beinen
- feuriges Brennen an einzelnen Körperstellen oder am ganzen Körper
- Hitzewallungen/Kälteschauer (oder auch über einen langen Zeitraum von innen heraus Kälteempfinden)
- Zittern
- unerklärliches Fieber
- das Gefühl, unter Strom zu stehen, Unruhegefühl
- Vereinzelte Stellen am Körper oder auch der ganze Körper fühlt sich an, als würde er vibrieren.

Eigene Erfahrungen

Wenn ich still bin, meist beim Liegen, kann ich etwas wie eine Vibration in meinem Körper fühlen. Das Vibrieren ist irgendwie im ganzen Körper zu spüren, aber auch oft nur in den Beinen oder im Oberkörper. Ich würde sagen, es fühlt sich ähnlich an wie das Summen einer Biene, eben ganz schwach und gleichmäßig. Auf der Suche nach der Ursache konnte ich dann feststellen, dass es viele Leidensgenossen gibt, die allesamt trotz Arztbesuchen und Untersuchungen keine Erklärung finden konnten. Bei den meisten stand die Schilddrüse im Verdacht, allerdings genauso ohne Befund wie viele andere Möglichkeiten. Letztendlich, wie kann es anders sein, darf dann wieder die Psyche herhalten ...

•• • ••

Depressive Zustände, Traurigkeit

Diese treten oft nur tageweise auf, sind aber recht intensiv und gehen mit tief empfundener Freudlosigkeit, Lustlosigkeit bis hin zur Lebensunlust einher. Das Leben erscheint sinnlos, man wird regelrecht lethargisch.

Plötzliche starke Gefühle der Traurigkeit und Einsamkeit, die aber nicht lange anhalten. Später fragt man sich oft, wieso dieses Gefühl aufgekommen ist, weil man zu diesem Zeitpunkt keinen Zusammenhang zum Erlebten entdecken kann. Oder aber die äußeren Umstände sind problematisch und Dinge, die man sonst gut gemeistert hat und nicht allzu schwer genommen hat, lassen einen jetzt verzweifeln.

Eigene Erfahrung

Es gab so manche Tage, die sich mehrfach wiederholten, an denen habe ich wirklich von einer Sekunde zur nächsten gedacht: "Was willst du eigentlich noch hier auf dieser Welt?" Jegliche Freude, Hoffnung, aller Optimismus war verschwunden, und eine tiefe Traurigkeit überfiel mich. *Ich konnte meine Tränen nicht unterdrücken und heulte all mein Leid heraus, zerfloss in Selbstmitleid und konnte nichts Schönes mehr am Leben finden. Mein Einsamkeitsgefühl war sehr stark und meine Sehnsucht gen Himmel wirklich groß. Seltsamerweise konnte ich Stunden später wieder lachen und mich wundern über die Heftigkeit und Intensität dieser Gefühle und Gedanken, die wie weggeblasen waren. All dies habe ich wirklich sehr tief empfunden, obwohl ich mich in einem Lebensabschnitt der Selbstverwirklichung befand und ich begonnen hatte, mein Leben nach meinen innigsten Wünschen umzugestalten. Mir war das auch durchaus bewusst, nichtsdestotrotz konnte ich nichts anderes tun, als diese seltsamen Gefühle zuzulassen und zu durchleben. In meinem Fall hatte ich das Glück, dass es immer nur Attacken waren, die nie lange anhielten.*

• • • • •

Angstzustände, Panikattacken

Typische Symptome bei einer Angstattacke können sein: Übelkeit, Schwindel, Kloß im Hals, plötzlicher Harndrang, Herzrasen, Herzklopfen oder unregelmäßiger Herzschlag, Zittern oder Beben, Mundtrockenheit, Atemnot, Erstickungsgefühle, Enge oder Kloß im Hals, Schmerzen, Druck oder Enge in der Brust, Bauchschmerzen, Hitzewallungen oder Kälteschauer, Taubheit oder Kribbelgefühle.

Ohnmachtsgefühl, Benommenheit, Unwirklichkeitsgefühle, Angst, die Kontrolle zu verlieren, Angst, "wahnsinnig" oder ohnmächtig zu werden; Todesangst; Angst, einen Herzanfall zu erleiden oder zu sterben.

Eigene Erfahrung
Adrenalinstöße in der Einschlafphase
Diese habe ich eine sehr lange Zeit gehabt und darunter auch sehr gelitten. Es ist sehr nervig, wenn es einem gut geht und man eigentlich weder Stress noch irgendwelche bewussten Ängste hat – und trotzdem jedes Mal, kurz bevor man einschläft, durch einen Adrenalinstoß aufschreckt. Ein besonders eisiges Gefühl ist es, wenn das Adrenalin langsam ansteigt. Dann ist man wieder wach, und ich kenne Nächte, in denen ich kaum Schlaf fand. Es scheint ein plötzlich aufkommender körperlicher Adrenalinschub zu sein, der augenscheinlich keinen Auslöser hat wie sonst, wenn man sich erschreckt.

• • • • •

Stimmungsschwankungen, überhöhte Empfindsamkeit und Sensibilität

Emotionale Unausgeglichenheit ist keine Seltenheit mehr. Sie wird von alten emotionalen Erfahrungen, wie Ängsten, Schmerzen und Schuldgefühlen, verursacht. All diese Energien müssen nochmals durchlebt bzw. gefühlt und dann transformiert werden.

Man wird immer empfindlicher allem und jedem gegenüber, man bricht sehr oft in Tränen aus. Das Mitgefühl nimmt zu. Man fühlt sich durch total belanglose oder auch schöne Dinge aufs Tiefste berührt.

Menschenmassen verwirren, erscheinen beängstigender und man versucht, sie zu meiden.

Es kommen neue Interessen, häufig im spirituellen und sozialen Bereich, dazu, neue Kontakte mit Menschen, die man durch das

Resonanzgesetz anzieht, werden geschlossen. Alte Freundschaften und Bekanntschaften können enden, man zieht sich mehr und mehr zurück von Menschen, die irgendwie nicht mehr passen. Es kann auch vorkommen, dass man den Mut hat, einmal all das auszusprechen, was lange zurückgehalten wurde.

Eigenen Erfahrungen

Ich habe monatelang in einer Achterbahn der seltsamsten Erscheinungsformen starker Emotionen verbracht. Dazu kam, dass ich ständig heulte. Ich heulte, weil z. B. ein Mensch, den ich nicht kannte, traurig aussah, oder ich heulte vor Rührung. Ich ertrage all die schrecklichen Meldungen von den Grausamkeiten dieser Welt einfach nicht mehr, vermeide Nachrichten und alles, was mich verstören könnte. Besonders schlimm ist es, wenn ich Filme oder Bilder von misshandelten Tieren, meist Hunden (z. B. auf Facebook), sehe, dann kann es passieren, dass ich diese wochenlang nicht mehr aus den Kopf bekomme und mich in den Schlaf heule. Und oft heule ich, weil ich so viel heulen muss ...

Kennen Sie das auch oder so ähnlich? Und selbst, wenn man schon immer sensibel war, nimmt es überhand? Dann willkommen im Klub. Denn eines ist sicher, das ist nicht nur eine Phase, das bleibt und wird mehr und mehr ...

•••••

Burn-out-Syndrom, berufliche Neuorientierung

Die Begeisterung, Lust und Freude für viele Dinge verschwindet. Dies gilt für berufliche und private Aktionen. Stress, Erschöpfung und alle typischen Symptome eines Burn-outs treten auf. Man sucht nach mehr Erfüllung und möchte etwas mit Hingabe tun. Viele beginnen, ihrem inneren Ruf zu folgen, ihre Talente beruflich umzusetzen, ändern ihren Arbeitsplatz und sind auf ihrem Weg der Selbstverwirklichung.

Eigene Erfahrungen

Nach zehn Jahren Arbeit in einer Drogeneinrichtung habe ich das erlebt, was man heute als Burn-out bezeichnet. Nach monatelanger depressiver Krise habe ich eine totale Umorientierung vorgenommen, den Job und die Wohnung gewechselt und meine spirituelle, soziale und künstlerische Ader lebe ich seither vollends im Einklang mit meiner Seele aus. Ich kann wirklich sagen, dass ich mich selbst verwirkliche und weiterentwickle in eine Richtung, die ich mir vor langer, langer Zeit vorgenommen hatte. Ich glaube, dass ich durch ein nächtliches Erlebnis, was einer Nahtoderfahrung nahekommt, wieder auf den Weg gebracht wurde.

Nicht mehr zufrieden mit mir, mit meinem Leben, glaubte ich, eine Fettabsaugung am Bauch würde mich aus dieser Unzufriedenheit rausholen. Nach diesem Eingriff, der mit einer Schlafnarkose durchgeführt wurde, war ich sehr mitgenommen. Wie der Arzt mir mitteilte, habe ich eine fast doppelt so hohe Dosis des Narkosemittels erhalten, als normalerweise bei so einer Operation verabreicht wird, da ich ständig wach wurde. Daran erinnere ich mich leider nur zu gut. In der darauffolgenden Nacht (ich war zu Hause, da der Eingriff ambulant erfolgte) habe ich das erlebt, was andere als Nahtoderfahrung beschreiben. Ich vermute, dass mein Herz kurzfristig aufgehört hatte zu schlagen, denn ich erlebte eine außerkörperliche Erfahrung. Ich raste durch einen Tunnel, und ich weiß, dass ich auf andere Menschen traf, mit ihnen sprach, kann mich aber daran nicht mehr richtig erinnern. Ich weiß nur, dass ich in weiter Ferne plötzlich meine verstorbene Mutter, meinen Bruder und meinen Schwager zusammenstehen sah. Sie waren alle in Weiß gekleidet und hielten sich an den Händen. Sie schauten nebeneinanderstehend in meine Richtung. Obwohl ich das Gefühl hatte, dass es noch weiter weg ist, konnte ich sie genau erkennen. Ich wollte sofort zu ihnen hin und bewegte mich irgendwie in ihre Richtung. Doch plötzlich wurde ich heftig von hinten weggezogen. Das war ein seltsames Gefühl, wie ein starker Sog, der mich vom Gefühl her nach oben zog. Genau in diesem Moment hörte ich deutlich meinen Bruder sagen: "Schade." Daraufhin versuchte ich nochmals, mich dorthin zu bewegen, was nicht gelang, da der Sog zu stark war. Ich schreckte im Bett auf und war völlig verwirrt. Mein Herz raste so sehr, dass ich dachte, jetzt sterbe ich wohl wirklich. Doch ganz allmählich beruhigte sich mein Puls wieder.

Ich bin mir ganz sicher, dass ich während dieses Erlebnisses zwar nicht zu meiner Mutter und meinem Bruder konnte, aber Kontakt mit anderen hatte. Ich vermute, dass das, was auch immer ich dort erfahren und erleben durfte, ein Auslöser war für all die Veränderungen, die ich kurze Zeit darauf vornahm. Und vor allen Dingen hat sich daraufhin auch meine Spiritualität verstärkt, und mein Kontakt mit Josefine, meinem Schutzengel, hat sich so intensiviert, dass ich mit ihm kommunizieren konnte und in seinem Auftrag mein erstes Buch geschrieben habe.

•• • ••

Mentale Störungen

- Gedächtnisverlust, Gedächtnislücken, hohe Vergesslichkeit
- Gedächtnisverlust befällt jüngere Menschen genauso wie ältere. Bei manchen kann dies so stark ausgeprägt sein, dass sie Angst davor haben, sie könnten an Alzheimer erkrankt sein.
- Schwierigkeiten beim Erinnern von zeitlichen Abfolgen
- Auch das Zeitgefühl geht immer mehr verloren. Man erinnert sich z. B. nicht mehr genau, wann sich was ereignet hat oder wie lange etwas her ist.
- Konzentrationsmangel
- Desorientiertheit
- erhöhte Reizbarkeit
- geistige Verwirrung
- Probleme beim Finden von Wörtern
- Störungen beim abstrakten logischen Denken
- inneres Stimmenhören oder Bildersehen

Eigene Erfahrungen

Ein wunderbares Beispiel habe ich heute erlebt. Auf dem morgendlichen Weg zur Arbeit, die ich über eine Autobahnfahrt erreiche, bin ich gedankenverloren völlig falsch gefahren. Erst ganze 15 Kilometer weiter habe ich bemerkt, dass ich mich auf der alten Route befand, die mich einerseits zu meiner alten Arbeitsstätte und andererseits in die Stadt brachte, wo ich auch hin und wieder hinfahre. Also bin ich die nächstbeste Ausfahrt raus und wieder zurück. Das reichte aber nicht. Etwa zehn Kilometer weiter merkte ich dann erneut, dass irgendwie die Landschaften nicht passten. Was soll ich sagen ... Auch auf der Rückfahrt bin ich wieder falsch gefahren, obwohl ich den Weg mehr als gut kenne. Ich war gedanklich schon wieder woanders gewesen. Eine ganze halbe Stunde später habe ich dann endlich mein Ziel erreicht. Was mich hierbei erschreckt hat, ist, dass ich so viele Kilometer daher fahre, ohne irgendwas zu bemerken.

Die Symptome des Lichtkörperprozesses treten bei jedem Menschen in unterschiedlicher Form auf! Die Liste beansprucht nicht, vollständig zu sein. Ich habe versucht, die häufigsten zu benennen. Die Stärke eines Symptoms ist auch individuell verschieden und abhängig davon, wie viele Altlasten transformiert werden müssen.

Es ist zur Abklärung, ob eine Erkrankung vorliegt oder nicht, immer ärztlicher Rat einzuholen! Erst wenn Sie sicher sein können, dass keine andere Grunderkrankung vorliegt, können Sie lernen, beruhigter und gelassener mit den Aufstiegsenergien umzugehen.

Folgende Verhaltensweisen können den Lichtkörperprozess erschweren, da sie ein Abschwingen der Energien zur Folge haben:

Süchte

Alkohol, Drogen, Zigaretten, Schmerzmittel, Schlaftabletten, Antidepressiva, aber auch Magersucht, Bulimie, Konsumsucht, Geldsucht, Arbeitssucht usw.

Zwänge

Waschzwang, Ordnungszwang usw.

Ängste

Angstneurosen aller Art

Negatives Gedankengut

- Werturteile über andere und sich selbst, Selbstabwertung, Zweifel, in Opfer- oder Kämpferrollen feststecken
- Hochmut, auch spiritueller Hochmut
- Schuldzuweisung sich selbst und anderen gegenüber
- Nichtliebe
- Hass
- Härte, Gewalttätigkeit
- Brutalität

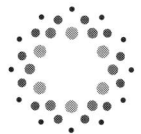

Selbstheilungskräfte aktivieren

Die in euch angelegten natürlichen Sensoren für sämtliche Funktionen des gesamten Körpers leisten eine enorme und präzise Arbeit. Ihre Hauptaufgabe ist es, das Gleichgewicht aller Abläufe und Funktionen im Körper zu erhalten, und sie fungieren als Warnsystem, wenn Störungen vorliegen. Bereits ein negativer Gedanke reicht aus, um die Harmonie des gesamten Körpers zu beeinträchtigen. Und sobald auf körperlicher Ebene Verletzungen und mehr gemeldet werden, tritt sofort der innere Arzt in euch in Erscheinung und beginnt ohne jegliches bewusste Zutun mit seiner Heilarbeit. Damit ihr beispielsweise nicht verblutet, verengen sich automatisch die Blutgefäße und das Blut gerinnt, die vermehrten weißen Blutkörperchen wehren Keime ab und eure gebrochenen Knochen wachsen wieder zusammen. Euer Körper ist in der Lage, sich selbst zu heilen dank seiner Selbstheilungskräfte. Leider vertrauen die wenigsten unter euch ihrem innewohnenden Heilungswunderwerk. Dabei sind die Heilungschancen über den natürlichen Heilers in euch sehr hoch. Durch die anderen natürlichen Heilkräfte, die wir zum großen Teil hier erinnert haben, steht euch eine gut ausgestattete Apotheke zur Verfügung.

Es ist alles in euch angelegt und um euch herum ist alles vorhanden, was für ein gesundes Leben auf Erden nötig ist. Aber eines ist und bleibt letztendlich der ausschlaggebende Punkt für alles: euer Denken! Ein gesunder Geist steckt immer auch in einem gesunden Körper. Das, was ihr denkt, das seid ihr. Wenn ihr euch lange genug und mit voller Überzeugung etwas vorstellt, wird es Wirklichkeit. Eure Vorstellungskraft, gepaart mit einem festem Glauben an das Vorgestellte, ist der oberste Befehlshaber. Wenn ihr also der festen Überzeugung seid, nicht gesund werden zu können, dann wird es so sein – und genauso verhält es sich auch umgekehrt. Ihr habt schon oft von Wundern geredet, wenn Menschen entgegen den Voraussagen ihrer Ärzte todbringende Krankheiten überlebten bzw. wenn Krankheiten nachweislich ohne direkte medizinische Versorgung verschwanden. Genauso habt ihr von Menschen gehört, die durch ihre Geisteskraft, durch Meditation und Selbstsuggestion körperliche Akte vollführten, die wissenschaftlich kaum erklärbar waren und scheinbar "gegen die Natur" gingen. Die Willenskraft, der Glaube und die Gabe, seinen Körper vollends geistig zu dirigieren, wird von vielen Mönchen praktiziert, und sie sind das beste Beispiel für die Fähigkeiten der schöpferischen Urquelle, die in euch allen wohnt. Und obwohl ihr über all dies Kenntnis habt, sind es nur wenige, die sich dieser Möglichkeiten bewusst sind. Ihr akzeptiert das Vorhandensein dieser Gaben, aber glaubt nicht an euch selbst. Ihr glaubt nicht, auch diese Kräfte in euch wachrufen zu können. Ihr seht nicht die wunderbaren Geschenke eures Schöpfers, weil das Auspacken dieser Geschenke euch zu kraft- und zeitaufwendig erscheint. Wir sehen und wissen, dass es noch unendlich viele Gründe gibt, weshalb Menschen ihre ureigenen Gaben nicht wahrnehmen, u. a. weil ihr euch verschlossen und weil ihr vergessen habt, wer ihr wirklich seid.

Erkennt, dass ihr für eure Gesundheit die alleinige Verantwortung tragt. Die Grundvoraussetzung zur Entfaltung der Selbstheilungskräfte ist die Überzeugung, gesund zu werden. Um eine gute und effiziente Selbstheilungskraft zu unterstützen, ist also eure Einstellung hierzu von großem Nutzen. Macht euch das Gesagte öfters bewusst. Aktiviert euren Heiler in euch, indem ihr den Motor mit positiver Lebensenergie füttert: Gedanken voller Liebe und Glauben.

Susanna

Laut Bartholomäus finden wir den besten Arzt in unserem Körper, und jeder Mensch hat von Natur aus die Fähigkeit, sich selbst zu heilen. Der Glaube ist keine Grundvoraussetzung, da das Selbstheilungsprogramm in uns sich automatisch in Bewegung setzt. Ein gutes Beispiel ist eine Hautwunde: Sofort geht der Befehl ans Gehirn, die Wunde zu schließen, und es geschehen in Windeseile Höchstleistungen. Die Blutgerinnung setzt ein sowie die Erneuerung der Zellen, Bakterien und Keime werden unschädlich gemacht, Gifte werden entsorgt. Je positiver wir denken und je gefestigter unser Glaube und Vertrauen zu unserem inneren Heiler ist, umso besser kann er seine Arbeit verrichten. Die Placebo-Forschung hat hinreichend gute Argumente für die Wirkung von Glauben und Vorstellung. Jeder Gedanke, jedes Gefühl hat einen großen Einfluss und führt zu einer Reaktion des Körpers. Richten Sie Ihre Gedanken auf "gesund sein" bzw. "gesund werden". So stärken Sie Ihre Selbstheilungskräfte.

Ein neues positives Denken und Bewusstsein, eine verstärkte Aufmerksamkeit dem Körper, Geist und Seele gegenüber birgt die Chance, das zu transformieren, was nicht mehr in Harmonie ist. Ihr Körper zeigt erste Alarmzeichen, und es ist an Ihnen, auf diese angemessen zu reagieren. Übernehmen Sie Verantwortung für Ihre Gesundheit, und entscheiden Sie sich, alles zu tun, um gesund zu sein und zu bleiben. Vermeiden Sie alles Schädliche, und warten Sie nicht so lange, bis es "nicht mehr geht". Fördern Sie Dinge, die Ihnen guttun und die Sie aufbauen. Setzen Sie dies in jedem Bereich Ihres Lebens um. Überprüfen Sie einmal Ihr Leben. Sind die Beziehungen förderlich und aufbauend? Entspricht der Job Ihren Bedürfnissen, Talenten und können Sie sich in ihm selbst verwirklichen? Setzen Sie neue Prioritäten, vermeiden Sie Stress, trennen Sie sich von überflüssig gewordenen Dingen und Belastungen. Schauen Sie sich auch Ihre eigenen Schattenseiten, Probleme, Hemmungen, Ängste und verdrängten Gefühle näher an. Gibt es etwas, was Sie sich selbst oder einem anderen verzeihen sollten?

Die neuen Energien werden weiterhin in all diesen Bereichen so einwirken, dass es unerlässlich sein wird, sich mit alten Mustern, Verletzungen, Ängsten und Blockaden auf geistiger, seelischer und körperlicher Ebene auseinanderzusetzen. Eine wunderbare Chance, alles Belastende, alte Wunden und festgehaltene negative Gefühle endlich loslassen zu können und "geheilt" neu zu starten.

Es besteht die Möglichkeit, die in Ihnen wohnenden Selbstheilungskräfte über Bewusstseinstechniken zu aktivieren. Allein im Internet werden jede Menge Meditationen angeboten, die man kostenlos herunterladen kann, und es werden sehr gute Bücher zu diesem Thema angeboten. Eine schnell durchzuführende Technik habe ich zur täglichen Anregung der Selbstheilungskräfte mit Hilfe der geistigen Welt erarbeitet, ich werde sie nachfolgend vorstellen. Sie benötigen für die Übung nur wenige Minuten, und es ist zuvor auch keine größere Entspannungsübung nötig. Entscheiden Sie selbst, ob Sie sie im Sitzen, Stehen oder Liegen durchführen wollen.

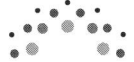

Mentale Aktivierung der Selbstheilungskräfte

Schließen Sie die Augen und beobachten Sie (ca. 20 bis 30 Sekunden) Ihren Atem, Sie brauchen keine spezielle Atemtechnik. Nun stellen Sie sich vor, wie eine aus dem Universum kommende helle, weiße und leuchtende Kugel ungefähr 30 cm über Ihnen schwebt. Sie nehmen nun wahr, wie diese Lichtkugel Liebe, Klarheit, Harmonie sowie Gesundheit und Stärke ausstrahlt. Sie fühlen, dass mit jedem Atemzug die Lichtstrahlen immer kräftiger und heller werden. Kugel und Strahlen werden immer leuchtender und größer, die Kugel umhüllt Sie und ihr Licht durchdringt jede Pore Ihre Körpers und durchflutet ihn. Dabei wird jede Zelle liebevoll berührt und gereinigt. Alle Negativität und Disharmonie wird aus Ihrem Körper gelöst. Stellen Sie sich vor, wie der Körper vor Vitalität, Frieden und Gesundheit leuchtet. Jetzt können Sie die Energien der Liebe, der Harmonie und der Gesundheit aufnehmen.

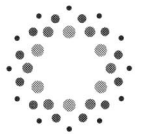

Unterstützende Maßnahmen

Nun möchten wir euch einige Möglichkeiten beschreiben, wie ihr das Aufschwingen der Lichtenergie auf positive und hilfreiche Weise unterstützen, einige Begleiterscheinungen erträglicher gestalten und Schmerzen auf ein Mindestmaß mildern könnt. Unsere Vorschläge beziehen sich auf Maßnahmen, die ihr selbstständig vornehmen könnt. Und vergesst nie, dass himmlische Mitarbeiter jederzeit hinzugerufen werden können, um euch dabei zu begleiten, um euch zu helfen und zu schützen.

Da uns sehr bewusst ist, dass allen Symptomen und Beschwerden sehr wohl auch andere Ursachen zugrundeliegen können, haben wir großes Verständnis für eure Skepsis und Unsicherheit. Und da es bisher nur wenigen vorbehalten ist, wirklich die Ursachen ohne die Hilfe Dritter zu erkennen, allein aufgrund ihrer spirituellen Verbindung zu uns Geistwesen, verstehen wir eure Entscheidung, euch ärztlich untersuchen zu lassen. Wenn euch attestiert wird, dass ihr medizinisch gesehen gesund seid, wenn der Arzt also keine Ursache für eure Beschwerden findet, so ist dies eine sehr beruhigende Aussage und gut für euer Seelenheil. Zudem ist der Wunsch nach Klärung ein Auslöser, weiter auf die Suche zu gehen, und ihr beginnt, euch immer mehr auch spirituellen Ursachen zu öffnen. Und so erkennen viele von euch nach und nach die wahren Vorgänge, der eine mehr, der andere weniger. Je mehr ihr nach innen schaut, euch mit uns verbindet, umso besser werdet ihr bezüglich eures jeweiligen Zustandes Unterscheidungen treffen und Erkenntnis erlangen können.

Der Zweifel in euch ist recht beständig, wird aber mit der Zeit durch die Erhöhung der Energien weniger werden.

Solltet ihr euch aber bei der reinen therapeutischen Symptombehandlung für schulmedizinische Methoden entscheiden, so bitten wir euch, mechanische Eingriffe so gering wie möglich zu halten. Jeder Eingriff in den Körper hinterlässt Wunden und stört den Energiefluss in einem hohen Maße. Es stehen euch viele alternative Heilmethoden zur Verfügung, und wir raten aus diesem Grunde, immer als erste Wahl die klassische Naturheilkunde zu nutzen, denn diese bedient sich natürlicher Heilmittel, die in der Natur vorkommen, wie beispielsweise das Wasser, die Sonne, die Luft sowie die Pflanzen. Letztendlich geht es hauptsächlich immer darum, wieder in Balance mit sich selbst zu kommen. Zukünftig wird es neben dem Zuwachs der Alternativmedizin auch immer mehr Lichtarbeiter auf Erden geben, die sich des Prozesses des Wandels bewusst sind, andere darüber informieren und ihnen mit Rat und Tat zur Seite stehen. Sie arbeiten stets mit den universellen Energien und den himmlischen Mächten zusammen.

Wir benennen gleich Heilmittel der Natur, die von euch also in erster Linie ohne weitere Hilfe von außen verwendet werden können. Wir bitten Susanna hiernach, euch die wichtigsten Anwendungsmöglichkeiten und Methoden zu beschreiben.

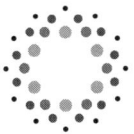

Wasser ist Leben

An erster Stelle möchten wir auf das Wasserelement verweisen, das wichtigste Element in eurem Leben. Wie ihr wisst, besteht euer Körper zum größten Teil aus Wasser. Ohne Wasser gäbe es kein Leben auf der Erde. Ganz gleich, welche Symptome sich zeigen, und auch ganz gleich, ob sich diese psychisch, mental oder körperlich äußern, Wasser, in welcher Art und Weise ihr es auch immer verwendet, ist das bedeutsamste Heilmittel.

In diesen neuen Zeiten des Transformationsprozesses ist Wasser von grundlegender Bedeutung und wichtiger denn je für euch.

Seht die neuen Schwingungsfrequenzen, die auf die Erde, euch und alles Lebende einwirken, wie Stromwellen an, die sich in jede Richtung ausweiten, auslaufen und einen starken energetischen Einfluss auf die gesamte Materie ausüben. Sind diese Energien besonders stark und treffen sie auf Blockaden und Hindernisse, dann können sie nicht so leicht schwingen und fließen, sondern sie "bündeln" sich, bis sie ablaufen können. Neben anderen erforderlichen Umbauten sind es besonders diese Bündelungen, die ihr dann vermehrt zu spüren bekommt. Unter anderem ist auch das Gefühl, unter Strom zu stehen, dann letztendlich wörtlich zu nehmen. Wie ihr schon an anderen Stellen erfahren habt, sind die Aufstiegsenergien unterschiedlich stark, was verschiedene Ursachen hat. Auch kommen sie in gewissen Abständen, also in Schüben – immer angepasst an die vorhergehende Verarbeitung derselben. Es geschieht alles in einem ausgewogenen

Verhältnis, so dass sich ihre Wirkung auf die rechte Weise entfaltet und sich den Umständen gemäß anpassen kann. Die Energien schwingen harmonisch mit aller Materie. Wasser hilft euch dabei, dass sich all diese neuen Energien in ein ausgewogeneres Schwingungsverhältnis einpendeln. Es leitet die Strahlen bzw. lässt sie sich reibungsloser und schneller ausweiten. Wir wollen hier nicht näher auf die chemisch-physikalischen und technischen Auswirkungen eingehen, sondern euch in einer einfach verständlichen Weise nur kurz andeuten, wie wichtig das Lebenselement Wasser für euch ist.

Wir raten euch aus diesem Grunde vor allem, darauf zu achten, immer genügend und ausreichend Wasser zu euch zu nehmen. Das Trinken von Wasser, und dies am besten regelmäßig, hilft euch in jedweder Hinsicht, besser mit den Aufstiegsenergien zurechtzukommen. Wasser innerlich angewendet hilft, alles in eine harmonischere Schwingung zu bringen und vor allem Blockaden schneller aufzulösen sowie auf gesunde Weise zu verteilen.

Auch wenn ihr plötzlich bestimmte verstärkte Symptome aufweist, ob geistiger, seelischer oder körperlicher Art, sollte die erste Wahl Wasser sein. Hier möchten wir euch empfehlen, euch, bevor ihr ein Glas Wasser trinkt, gedanklich darauf einzustellen, dass dieses Glas Wasser in diesem Moment dazu dient, euch zu helfen. Sprecht gedanklich oder auch laut ein Danke aus. Bittet um die segensreiche Unterstützung des Wassers, sagt ihm, dass ihr es liebt, weil es für euch fließt und euch helfen wird. Diese positive Energie über eure Gedankenwelt wird die hilfreiche und heilsame Wirkung des Wassers verstärken.

Neben der innerlichen Wasseraufnahme ist auch die äußere Anwendung von großem Nutzen. Ein jeder von euch kennt das wohltuende Bad, welches neben den oben genannten Gründen zusätzlich Entspannung und Ruhe bringt. Nutzt die Möglichkeit eines heißen Bades für euer Wohlbefinden vermehrt in Zeiten der

Veränderungen. Auch eine ausgiebige Dusche hat einen guten Einfluss.

Eine wunderbare und einfache Methode, in Balance und Einklang zu kommen, ist das Schwimmen. Hier wird der körperlichen Komponente besondere Beachtung geschenkt, und die Bewegungen beim Schwimmen helfen besonders auch bei Rückenproblemen und anderen körperlichen Schwierigkeiten. Aber auch hier bleibt der Einfluss des Wassers an sich das wichtigste Kriterium, da es alle überschüssigen Energien ableitet und hinwegschwemmt.

Euch sind hinlänglich viele Möglichkeiten gegeben und bekannt, wie ihr Wasser nutzen könnt. Alles, was mit ihm in Bezug steht, hat eine heilsame Wirkung. Euch sind Kneipp-Kuren bekannt, u. a. Wassertreten oder Fußbäder erfüllen auch ihren Zweck – je nach Beschwerde. Saunagänge können auch sehr hilfreich sein.

Selbst der Aufenthalt in der Nähe von Gewässern kann einen positiven Einfluss auf euer Wohlbefinden haben. Und auch ein starker Regenguss sollte von euch stets begrüßt werden, hat er doch eine enorm wichtige Funktion und Bedeutung für eure Welt.

Hier möchten wir noch erwähnen, dass es auch vermehrt zu Wasseransammlungen in euren Körpern kommen kann, was dazu dient, um besser mit den neuen Energien klarkommen zu können. Wundert euch also nicht, wenn ihr in naher Zukunft auch vermehrt Symptome aufweist, die im weitesten Sinne mit Wasser zu tun haben. Letztendlich ist dies ein Ausdruck von Intelligenz eures materiellen Seins, welches auf diese Art versucht, die Energien in einen harmonischen An- und Ausgleich zu bringen. Unter anderem zeigt sich dies in Ödembildungen, Schleimhautveränderungen (vermehrter Abfluss), einem ungeweinten Tränenfluss, in häufigem Harndrang und Nasenlaufen.

Susanna

Den Ausführungen von Bartholomäus möchte ich nur hinzufügen, dass das gesündeste Wasser aus der Leitung kommt. Es ist seit langem bekannt, dass Tests dies bewiesen haben. Es enthält je nach Region wenigstens genauso viele Mineralstoffe oder teils sogar mehr als viele stille Mineralwässer. In keinem Land der Welt muss Leitungswasser so hohe Qualitätsansprüche erfüllen wie in Deutschland. Und es ist das am besten kontrollierte Lebensmittel. Trinkwasser wird aus Grundwasser gewonnen und ist ständigen Kontrollen unterzogen. Das einzige Problem könnten vor allem alte Wasserleitungen darstellen. Denn vom Wasserwerk bis zum Verbraucher kann es zu Reaktionen zwischen dem Wasser und dem Rohrmaterial kommen. Besonders in alten Häusern wurden früher oft Kupfer- und Bleirohre verlegt. Wer Zweifel an seinen Rohren hat, sollte bei seinem Vermieter nachfragen, aus welchem Material die Wasserleitungen sind. Es empfiehlt sich auch, vor dem Trinken nach den Aufdrehen erst etwas Wasser durchlaufen zu lassen und zu warten, bis es wirklich kalt ist. Dann kann man sicher sein, dass es auch frisch ist.

Sollten Zweifel an den heimischen Wasserleitungen bestehen, könnte mit Wasserfiltern Abhilfe geschafft werden.

Sofern die Wasserleitungen in Ordnung sind, gibt es aber keinen Grund, sich einen teuren Filter zuzulegen. Bei verunreinigten Filtern können sich sogar schädliche Bakterien ansammeln, die das eigentlich gesunde Wasser wieder verunreinigen. Daher müssen die Wasserfilter regelmäßig gereinigt und ausgetauscht werden.

Vor kurzem las ich einen Artikel über eine Frau, die an starken Kopfschmerzen litt und deren Arzt ihr das Trinken von deutlich mehr Wasser verordnete. Sie startete daraufhin einen Selbstversuch und trank einen Monat lang täglich 3 Liter Wasser. Sie dokumentierte die Veränderungen während dieses Monats und machte jede Woche ein Foto von sich. Bereits nach zwei Wochen wirkte ihre Haut um einiges glatter, und ihre Kopfschmerzen waren laut ihrer Aussage "wie weggezaubert". Sie fühlte sich wie ein anderer Mensch. Nach drei Wochen waren die Schatten unter ihren Augen deutlich weniger sichtbar, und sie hatte zusätzlich sogar noch ein Kilo abgenommen, da das viele Wassertrinken auch vor und während ihrer Mahlzeiten sie schneller sättigte. Nach vier Wochen war sie vom Resultat überwältigt – und ich muss gestehen, ich auch. Auf den Bildern, die dem Artikel beigefügt waren, war ganz klar die Veränderung zu erkennen. Sie sah um einige Jahre jünger und gesünder aus. Das zeigt deutlich, wie wichtig Wasser für unsere Zellen ist, und es ist ein großer Ansporn für mich, weniger Cola und mehr Wasser zu trinken.

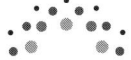

Entgiftungsbad

Zur äußeren Anwendung möchte ich ein Entgiftungsbad vorstellen. Entgiftungsbäder sind ein sehr altes Heilmittel, da sie dazu dienen, Giftstoffe durch Schwitzen auszuscheiden. Sie helfen dem Körper aber nicht nur bei der Ausscheidung von Giftstoffen, sondern auch zur Aufnahme von Mineralien und Nährstoffen. Ich habe ein Entgiftungsbad gefunden, welches ich hier als gutes Beispiel vorstellen möchte. Hier haben wir Wasser, Salze und Pflanzen zusammen.

Vorgehensweise:
Sie benötigen 40 Minuten Zeit für das Bad. Die ersten 20 Minuten dienen der Ausscheidung, die nächsten 20 Minuten zur Aufnahme.

Füllen Sie die Wanne mit Wasser in einer für Sie angenehmen Temperatur und fügen Sie Bittersalze (Magnesiumsulfat) hinzu. Diese helfen dem Körper, seinen Magnesiumgehalt wieder aufzufüllen und bekämpfen dabei hohen Blutdruck. Das Sulfat spült Giftstoffe aus und unterstützt die Eiweißketten im Gehirngewebe und in den Gelenken.

Dann fügen Sie 1 bis 2 Tassen (oder mehr) Natron (z. B. Kaiser Natron) hinzu. Kaiser Natron ist für seine reinigenden Eigenschaften bekannt und kann sogar pilzhemmend wirken.

Optional können Sie noch gemahlenen Tee oder frischen Ingwertee hinzufügen (ca. 1 Teelöffel bzw. 1/3 Tasse). Dies ist zu empfehlen, wenn Sie eine Erkältung oder Grippe auskurieren möchten, da Ingwer zu starkem Schwitzen führt.

Auch eine Zugabe von ätherischen Ölen ist optional. Viele lieben die Düfte, und man kann auch die therapeutische Wirkung der Öle zusätzlich zur Entgiftung nutzen. Hier genügen schon ca. 20 Tropfen für eine Wannenfüllung (Beispielöle sind Lavendel: beruhigend, Minze: erwärmend, Kamille: beruhigend). Vermengen Sie all die Zutaten in der Wanne und bade Sie dann darin.

Bitte vorsichtig aus der Wanne steigen, um Schwindel vorzubeugen, da der Körper während des Bades "gearbeitet" hat.

Es empfiehlt sich, viel Wasser danach zu trinken, um den Organismus zu durchspülen und um weitere Giftstoffe auszuspülen.

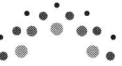

Silberwasser

Silberwasser kann innerlich wie äußerlich zur Heilung eingenommen bzw. verwendet werden. Es erlebt eine Renaissance, denn es war bereits in der Antike als Heilmittel eingesetzt worden. Es wurde überliefert, nicht zuletzt durch in die Geschichte eingegangene Persönlichkeiten wie die Äbtissin und Naturheillehrerin Hildegard von Bingen und durch Paracelsus.

Zu Beginn des 20. Jahrhunderts wurde Silber intensiv von zahlreichen Wissenschaftlern untersucht und als keimtötendes Mittel anerkannt. Doch zur gleichen Zeit betrieben die Pharmakonzerne ihre Antibiotikaforschung. Hierdurch geriet das Silberwasser immer mehr in Vergessenheit. Die Antibiotikaeinnahmen haben bedenkliche Ausmaße angenommen, und deren Folgen sind unübersehbar sowie mittlerweile häufig von mehr schädigendem als heilendem Einfluss.

Bartholomäus sagt hierzu:

Doch solange eure bestehenden Machtverhältnisse, solange Bequemlichkeit und Kritiklosigkeit vorherrschen, so lange werdet ihr weiter von den Konzernen beeinflusst. Es ist an euch zu entscheiden, was ihr annehmt, zulasst und eurem Körper zutraut. Aber wir sagen euch, der zunehmend lichter werdende Körper wird gegen allzu harte chemische Einnahmen immer mehr Abwehr entwickeln, sozusagen rebellieren. Die gesamte Struktur der menschlichen DNA ist im Umbau begriffen. Selbst die Mächtigen werden sich durch die Wahrnehmungserhöhung umstellen und wieder mehr auf die natürlichen Ressourcen zurückgreifen. Aber der Weg bis dahin ist lang, und wir empfehlen deshalb jedem Einzelnen, sich bereits jetzt mehr auf natürliche Mittel zu besinnen.

Dies heißt nicht, dass die Errungenschaften der Medizin missachtet werden sollen. Nein, diese sind weiterhin zum größten Teil wert- und sinnvoll, nicht zuletzt werden eure Forscher und Wissenschaftler von uns unterrichtet und geleitet. Aber sie müssen kritisch hinterfragt und geprüft werden, bevor sie Anwendung finden. Und ihr müsst vor allem erkennen, dass nicht jeder gleich ist. Es bestehen Unterschiede zwischen euch Erdenkindern, was Verträglichkeiten und Wirkungen auf eure Körper, euren Geist und eure Seele betrifft. Dies hat viele verschiedene Ursachen, die wir hier nicht alle aufzählen wollen. Aber neben solchen, die in den Erinnerungen eurer Zellen zu finden sind, befindet ihr euch auch in verschiedenen Entwicklungsstufen des Lichtkörperprozesses.

Kolloidales Silber sind elektrisch geladene Silberteilchen im Wasser. Es kann z. B. übers Internet bestellt oder auch in der Apotheke hergestellt werden. Anweisungen, wie man Silberwasser selbst herstellen kann, sind auch überall erhältlich.

Gemäß medizinischer Fachzeitschriften ist kolloidales Silber ein wirkungsvolles Breitspektrum-Antibiotikum, welches alle Bakterien, Pilze und auch Viren abtötet.

Zahlreiche Forschungsergebnisse weisen ebenso wie Erfahrungsberichte von Anwendern darauf hin, dass Silberkolloide auch eine wesentliche Rolle für die spirituelle und geistige Weiterentwicklung des Menschen übernehmen. Das Silber wirkt sich offensichtlich unmittelbar auf mehrere wichtige Lebensbereiche positiv aus.

Mögliche Anwendungsbereiche

Zum Trinken:
- Erkrankungen der Haut- des Verdauungstraktes, des Nervensystems, der Atemwege, des Auges, des Bewegungsapparates, des Urogenitaltraktes u.v.m.

Zur äußeren Anwendung:
- Bei Hauterkrankungen wie Akne, Warzen, offenen Wunden, Herpes, Psoriasis (Schuppenflechte), Fußpilz und ähnlichen Beschwerden. Bei solchen Erkrankungen können die betroffenen Stellen mit einem mit kolloidalem Silber getränkten Läppchen eingerieben werden. Eine andere bewährte Methode ist das Anlegen eines mit kolloidalem Silber getränkten Verbandes, z. B. bei Warzen, Schnitt- und Schürfwunden.

- Bei plötzlich einsetzender massiver Abtötung von Erregern kann eine Erstverschlimmerung der Symptome mehr oder weniger stark in Erscheinung treten.

- Es sind keine Wechselwirkungen mit anderen Medikamenten bekannt. Es brennt nicht in den Augen und ist eher geschmacklos.

- Medizinjournalberichte und dokumentierte Studien der letzten hundert Jahre sprechen von keinen Nebenwirkungen durch oral verabreichtes Silberkolloid.

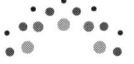

Wasserstoffperoxid

Wasserstoffperoxid besteht gemäß seiner Formel H_2O_2 aus Wasser und atomarem Sauerstoff. Atomarer Sauerstoff dringt direkt in die Zellen des Organismus ein. Die Natur enthält diese Verbindung in bemerkenswertem Ausmaß, sie befindet sich im Regenwasser und im Schnee, wo es in der Bergluft aus atmosphärischem Ozon gebildet wird. Ein einfaches Schütteln einer Flasche mit Wasser und die daraus entstehende Verbindung mit Sauerstoff führt schon zur Bildung einer gewissen Menge Wasserstoffperoxid. Ebenso ist es in frischem Obst und Gemüse enthalten. Erwärmen, Kochen und Braten vernichtet eine stattliche Menge des enthaltenen Sauerstoffs. Besser sind frisch gepresste Fruchtsäfte, denn sie sind reich an Sauerstoff, daher haben sie die Fähigkeit, den Körper zu reinigen und ihn mit Lebensenergie zu versorgen.

Heutzutage gibt es tausende Artikel über die innere Anwendung von H_2O_2. Zum Erfinder der inneren Anwendung des Wasserstoffperoxids in Russland wurde Prof. Iwan Pawlovitsch Neumiwakin, Doktor der Medizin und Träger des Titels "Russlands bester Heiler". Er ist der Autor von über 200 wissenschaftlichen Arbeiten. Mit 52 Jahren litt er unter Arteriosklerose mit einer primären Schädigung des Herzens und des Gehirns. Er entschied sich, regelmäßig H_2O_2 einzunehmen und trotzte dem Tod. Prof. Neumiwakin empfiehlt für die innere Anwendung eine handelsübliche 3-prozentige H_2O_2-Lösung, beginnend mit 2 bis 3 Tropfen auf einen Esslöffel Wasser, 3-mal täglich. Die Dosis wird täglich um einen Tropfen erhöht (zur Gewöhnung). Nach sieben Tagen ist eine Dosis von 10 Tropfen auf einen Esslöffel Wasser erreicht. Und so machen Sie eine 10-Tage-Kur mit 3-mal täglich 10 Tropfen, danach 2 bis 3 Tage Pause einlegen. Diese Kur kann man das ganze Leben über anwenden.

U. a. sollen Gefäßerkrankungen des Gehirns, Alzheimer, Herz- und Gefäßerkrankungen, Angina, Asthma, Emphyseme, Leukämie, Diabetes, Multiple Sklerose, rheumatoide Arthritis, M. Parkinson, Migräne, Krebs und sogar AIDS mit der Einnahme von H_2O_2 heilbar sein. Wasserstoffperoxid lindert auch sehr schnell allergische Reaktionen, heilt grippale Infekte und andere Virusinfektionen.

Es sind so gut wie keine Kontraindikationen bekannt. Es dürfen gleichzeitig keine weiteren Medikamente eingenommen werden. Zwischen den Einnahmen muss mindestens eine Stunde Abstand gewahrt werden.

I. P. Neumiwakin: "Ich empfehle jedem, den Kranken wie auch den Gesunden, es sich zur Regel zu machen, Wasserstoffperoxid täglich einzunehmen – vom morgigen Tag an bis zum Lebensende."

Für Skeptiker, die sich fragen, warum kaum jemand davon weiß oder warum die Methode bisher wenig Anwendung fand, sei erwähnt: Es ist eine sehr einfache und preiswerte Methode, die, wie so viele andere preiswerte Mittel, von der Pharmaindustrie nicht gern gesehen wird.

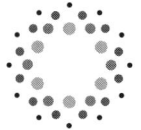

Ohne Salz kein Leben

Salz ist ebenfalls ein sehr wichtiges Naturprodukt, das für die Zellfunktionen, euer Blut und Gewebe lebenswichtig ist. Salze unterstützen die Versorgung der Zellen mit Mineralien und Spurenelementen und helfen bei der Ausscheidung von Giftstoffen. Die Salzkonzentration reguliert den Flüssigkeitshaushalt, und bei einem ausgewogenen Gleichgewicht von Wasser und Salz funktioniert euer Stoffwechsel auf beste Weise.

Doch euer Körper benötigt wesentlicher weniger Salz, als ihr zu euch nehmt. Wir können nicht umhin, euch hier zu ermahnen. Leider neigt ihr dazu, zu viel Kochsalz zu gebrauchen. Wer zu viel Salz isst, erhöht sein Risiko für allerlei Krankheiten. Viele Menschen leiden dadurch unter zu hohem Blutdruck und Herz- und Kreislauferkrankungen, und auch eure Knochen und Gelenke werden geschwächt.

Bedenkt, wie wichtig es ist, einen ausgewogenen Wasserhaushalt zu haben. Die regelmäßige Spülung des Körpers und die Wasserausscheidung haben eine enorm positive Wirkung auf euer Wohlbefinden und eure Gesundheit.

Salz kann für viele Beschwerden seine positive heilende Wirkung entfalten. Die Heilwirkung ist altbekannt, nicht zuletzt durch Hippokrates, der bereits vor mehr als 2000 Jahren die Heilwirkung des Meerwassers erkannte. Es diente schon damals für Bäder, Inhalationen sowie zur Behandlung von Gicht und rheumatischen Erkrankungen oder bei Hautkrankheiten. Alles, was damals seine Gültigkeit hatte, kann auch in der Neuzeit Anwendung finden. Die meisten natürlichen Heilmittel wurden mit der Zeit von künstlich hergestellten Mitteln abgelöst. Aber selbst heute wird bei euch noch Althergebrachtes eingesetzt, wenn auch in minimierter Form.

Wenn auch die natürlichen Ressourcen der Erde beim Einsatz in der Medizin immer weniger Beachtung erfahren haben, so sind sie nie wirklich verschwunden. Ganz im Gegenteil entdeckt ihr die alten Heilmethoden verstärkt wieder und setzt sie vermehrt ein. Was gut für euch ist und eine echte Alternative zur modernen Medizin darstellt, kann nicht untergehen. Alles ist gespeichert in euren Erinnerungsspeichern und wartet nur darauf, abgerufen zu werden, wenn es an der Zeit ist. Es gehört mit zu unseren Aufgaben, eure Erinnerungsspeicher zu öffnen.

Wir empfehlen speziell für die Haut und die Atemwege, bei Entzündungen und Muskelverspannungen die Anwendungen mit Salzen.

Es gibt eine große Reihe von Krankheiten, die durch eine gestörte biochemische Balance im Körper entstehen. Auch einige Symptome der Aufstiegsenergien werden durch neue biochemische Vorgänge in den Zellen verursacht. Eine schnellere Beruhigung und Wiederherstellung dieser Balance kann mithilfe von Salzen von Dr. Schüßler erreicht werden. Das heißt, es werden Mineralstoffe, die auch in euren Körpern vorkommen, zugeführt, die dann einen Selbstheilungsprozess im Körper einleiten.

Bei seinen Forschungen fand Schüßler zwölf verschiedene Mineralverbindungen, die alle im menschlichen Körper vorkommen: die zwölf Schüßler-Salze. Es sind im Laufe der Zeit noch einige dazugekommen, doch diese zwölf sind für die wichtigsten Funktionen ausreichend. Er erkannte, dass die Zellen ausreichend mit Nährstoffen versorgt werden müssen, um gesund zu bleiben. Gerät diese Versorgung auf einem oder mehreren Gebieten in einen Mangelzustand, dann erkrankt der Körper. Wodurch dieser Mangel entsteht, kann viele Ursachen haben. Hier geht es in erster Linie um ein Ungleichgewicht durch die Aufstiegsenergien und um eine Hilfe bei den auftretenden Symptome. Letztendlich werden diese Symptome nach einer gewissen Weile wieder verschwinden.

Wenn die Ursachen für den Mangel woanders liegen, empfehlen wir, nicht nur eine Symptomtherapie durchzuführen, sondern auf Ursachensuche zu gehen. Nährstoffmangel kann viele Gründe haben, wie falsche Ernährung oder Stoffwechselstörungen, er kann aber auch auf psychischer und physischer Überforderung beruhen. Dies ist hier zwar nicht Thema, wir möchten aber darauf hinweisen, dass eine ganzheitliche Sichtweise nie außer Acht gelassen werden sollte.

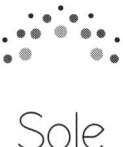

Sole

Die Basis für Anwendungen ist Sole, eine Salz-Wasser-Lösung. Die wichtigsten Salzsorten sind Meersalz und Kristallsalz. Es empfiehlt sich, nur naturbelassenes, unbehandeltes Salz zu verwenden. Natürliches Salz enthält verschiedenste essenzielle Mineralstoffe und Spurenelemente. Naturbelassenes Salz ist ein linderndes Heilmittel, das bei vielen inneren und äußeren Anwendungsmöglichkeiten eingesetzt wird. Industriell verarbeitetes Kochsalz hingegen schadet in seiner isolierten Form und aufgrund der zugesetzten Chemikalien dem Menschen mehr, als dass es ihm nützen würde. Koch- bzw. Speisesalz gehört nicht mehr zu den naturbelassenen Salzen. Es wurde aufwändig industriell verarbeitet, gebleicht, bei hohen Temperaturen gesiedet und gereinigt.

Anwendungsbereiche

Bei starken Kopfdruck und Kopfschmerzen

Ein Tuch aus Baumwolle in fünfprozentige Solelösung (5 g Salz in 100 ml Wasser auflösen) hineintauchen, dann auf die Stirn legen. Den Umschlag alle drei bis fünf Minuten erneuern, eventuell einen weiteren Umschlag in den Nacken legen.

Bei Verspannungen in Nacken, Schultern und Rücken

Einfach ein Handtuch rollen und in heiße einprozentige Sole (10 g Salz auf 1 Liter Wasser) geben, die Rolle auswringen, an der schmerzenden Stelle abrollen und einige Minuten über die schmerzende Stelle legen. Es empfiehlt sich, gleich drei Handtücher nacheinander zu benutzen, damit genügend Einwirkzeit gegeben ist, weil das Abkühlen recht schnell geht.

Salzbinde bei Magen- und Darmbeschwerden

Bei Bauchkrämpfen hilft eine Bauchbinde mit dreiprozentiger Solelösung (3 g Salz auf 100 ml Wasser).

Das Tuch auf den Bauch legen und ein trockenes Handtuch um den Bauch wickeln. Man kann auch eine Wärmflasche auflegen. Etwa eine halbe Stunde einwirken lassen.

Bei Erkältungen, Husten, Schnupfen, Halsschmerzen

Mehrmals täglich die Sole (30 bis 50 g Salz auf 2 Liter Wasser) inhalieren. Bei Halsschmerzen mehrmals täglich mit einprozentiger Solelösung gurgeln. Das desinfiziert und befeuchtet.

Bei Mittelohrentzündung oder verstopfter Nase

Das Abschwellen der Schleimhäute in Nase und Rachen ist wichtig für die Heilung der Ohren. Zwei- bis fünfmal täglich die Nase spülen.

Solelösung (1 g Salz, am besten Meersalz, auf 100 ml Wasser) in ein flaches Gefäß füllen, etwas in ein Nasenloch hochziehen und ins Waschbecken ablaufen lassen. Dabei das andere Nasenloch zuhalten. Dann wechseln.

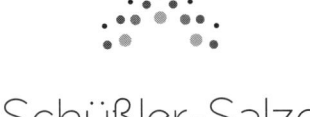

Schüßler-Salze

Die Wirkungsweise der Schüßler-Salze

Laut Dr. Schüßler entsteht ein Mangel an Mineralstoffen dadurch, dass der Körper nicht mehr in der Lage ist, diese aus der Nahrung aufzunehmen. Über den Reiz der Salze "lernt" er wieder, für sich selbst zu sorgen. Somit geht es hier auch um Hilfe zur Selbstheilung, obgleich die Frage, warum der Körper nicht mehr allein dazu im Stande ist, unbeantwortet bleibt. Wird andererseits die Selbstheilung angeregt und tut ihr Werk, so ist vielleicht bei einer Wiederherstellung der vollständigen Zellfunktion diese Frage auch von untergeordneter Bedeutung.

Damit die Salze im Körper wirken können, werden sie wie homöopathische Heilmittel verdünnt. Mineralsalze in unverdünnter Form würden die Zellen sonst nicht erreichen, sondern über den Verdauungsweg wieder ausgeschieden werden. Deshalb müssen die Mineralsalze so verdünnt werden, dass sie über die Schleimhäute ins Blut eindringen können (Mund, Rachen). Im Vergleich zu Mineralien (z. B. Calcium, Magnesium), die man in Drogerien und Apotheken kaufen kann, sind die Schüßler-Mineralien also anders aufgebaut und wirken im Körper auch anders.

Die häufigste Darreichungsform der Schüßler-Salze sind Tabletten, deren Grundlage aus Milchzucker (Lactose) besteht. Es werden, z. B. bei Lactoseintoleranz, auch Globuli angeboten, und es gibt auch Salze in Tropfenform. Die häufigste Potenz der Schüßler-Salze ist D6 und D12.

Die gängige Anwendung der Schüßler-Salze
Die gängige Anwendung der Schüßler-Salze ist
3- bis 6-mal täglich 1 bis 2 Tabletten
Die Tabletten langsam auf der Zunge zergehen lassen.
In akuten Fällen kann man alle 5 Minuten eine Tablette nehmen, bis sich das Befinden bessert, längstens jedoch einen halben bis ganzen Tag lang.

Nebenwirkungen von Schüßler-Salzen
Wie bei vielen natürlichen Verfahren kann es auch bei Schüßler-Salzen zu Erstreaktionen kommen. Wenn latente Beschwerden aufflackern, sich erst verschlimmern, so sind sie als Heilreaktionen positiv zu beurteilen.

•• •••

Hauptanwendungsbereiche

Nr. 1 (Calcium fluoratum)
Bei allen Knochen-, Muskel- und Hautproblemen, z. B. Bandscheibenbeschwerden, Gelenkschmerzen

Nr. 2 (Calcium phosphoricum)
Bei Erschöpfung, Appetitlosigkeit, Schmerzen in Knochen und Gelenken, schwache Wirbelsäule, Allergien

Nr. 3 (Ferrum phosphoricum)
Bei Fieber, Hitzewallungen, Nervosität, Überempfindlichkeit und Unruhe. Muskelmittel. Durchfall/Verstopfung, Eisenmangel, Abwehrschwäche, kalte Hände und Füße, entzündete Nerven, Ischias, Tennisarm, Hörsturz, Tinnitus

Nr. 4 (Kalium chloratum)
Bei Herzrhythmusstörungen, übermäßigen Absonderungen an Schleimhäuten, Bronchitis, Mandelentzündung, Magenschleimhaut- und Darmentzündungen, Bindehautentzündung, Mittelohrkatarrh

Nr. 5 (Kalium phosphoricum)
Kopfschmerzen, Migräne, Gedächtnisschwäche, Schlafstörungen, Erschöpfungszustände, Stimmungsschwankungen, Schlaflosigkeit, Platzangst, Depressionen, Überanstrengung, Überforderung, Ängstlichkeit

Nr. 6 (Kalium sulfuricum)
Bei chronischen Entzündungen, zur Abwehr von Infekten. Bei nächtlichem Herzklopfen, Schwindel und Angstgefühlen.

Nr. 7 (Magnesium phosphoricum)
Bei plötzlichen, krampfartigen Schmerzen, allen Arten von Schmerzen (stechend, reißend, pochend, schießend), Hyperaktivität, Unruhe, Erregung, nervösen Verdauungsstörungen; auch findet es Anwendung bei Magen-, Darm-, Gallen-, Nierenkoliken, Juckreiz

Nr. 8 (Natrium chloratum)
Ödeme, trockene Schleimhäute, trockene Haut, Störungen des Speichel- und Tränenflusses, Verstopfung, Durchfälle, Ekzeme, Fließschnupfen, Kältegefühl, geringe Lebensenergie

Nr. 9 (Natrium phosphoricum)
Bei Übersäuerung, Sodbrennen und Erkrankungen aus dem rheumatischen Formenkreis, bei Gicht und Rheuma

Nr. 10 (Natrium sulfuricum)
Erkältung, Kopfschmerzen, Verdauungsschwäche, Kältegefühl, Darm, Leber- und Bauchspeicheldrüsenbeschwerden

Nr. 11 (Silicea)
Bindegewebsschwäche, Haarausfall, Nagelbrüchigkeit, Falten, schlaffe und welke Haut, Überbeine, Gerstenkörner, Zahngeschwüre, Gelenk- und Sehnenerkrankungen, Hühneraugen, Furunkel, Fisteln, übermäßiges Schwitzen, Geräuschempfindlichkeit

Nr. 12 (Calcium sulfuricum)
Arthrose, Rheuma, Nasennebenhöhlenentzündungen

• • • • •

Entschlacken mit Schüßler-Salzen

Um zu entschlacken, werden die Salze Nr. 4 Kalium chloratum, Nr. 6 Kalium sulfuricum, Nr. 9 Natrium phosphoricum und Nr. 10 Natrium sulfuricum empfohlen. Eine Entschlackungskur mit Schüßler-Salzen sollte mindestens vier bis sechs Wochen durchgeführt werden mit dreimal täglich zwei Tabletten der vier genannten Schüßler-Salze. Entschlacken mit Schüßler ist eine natürliche und sanfte Methode, die noch dazu sehr leicht umzusetzen ist. Während der Körperreinigung sollte man aber auf gesundes Essen achten und mindestens zwei Liter Wasser täglich trinken.

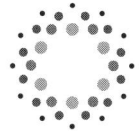

Mutter Erde

Auch das Erdelement kann für euch von großem Nutzen sein. Erde ist ein uraltes Heilmittel. Es wird vermehrt von euren Naturheilkundlern wiederentdeckt und sollte auch als einfaches Mittel zur Selbstheilung und Linderung von Beschwerden wieder häufiger zum Einsatz kommen. Schon im alten Ägypten wurde der Schlamm des Nils bei Beschwerden im Bewegungsapparat verwendet. Viele Tierarten nehmen instinktiv Erde zu sich, um sich Mineralstoffe zuzuführen und um ihre Nahrung besser zu verdauen. Es mag einigen Menschen seltsam erscheinen, Erde zu sich zu nehmen. Aber vergesst nicht, auch sie ist eine Energieerscheinung – wie alles auf Erden. Ihre Zusammensetzung weist je nach Herkunft verschiedene Anteile an Mineralien auf, die ihr wunderbar für eure Körper verwenden könnt.

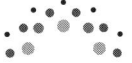

Heilerde

Heilerde ist ein mineralisches Pulver, das aus einer bestimmten Lehmart gewonnen und hauptsächlich in der alternativen Medizin eingesetzt wird. Sie enthält Mineralien wie beispielsweise Kieselsäure, Kalzium-, Aluminium-, Magnesium- und Natriumsalze, Silizium, Eisenoxid, Manganverbindungen und Phosphate.

Die genaue Wirkweise der Heilerde ist wissenschaftlich nicht genau geklärt. Wahrscheinlich kann sie Stoffwechselprodukte der Darmbakterien binden. Aus diesem Grund wird Heilerde gerne bei Blähungen und Durchfall eingenommen.

Heilerde ist als freiverkäufliches Arzneimittel nicht nur in Apotheken, sondern auch in Drogerien und Supermärkten erhältlich.

Heilerde, äußerlich angewendet

Bei Gelenkschmerzen, Hautbeschwerden, Pickeln, fettiger Haut, Akne, Ekzemen, Wunden und Insektenstichen beispielsweise als Heilerde-Maske, -Packung, -Auflage oder -Wickel.

Zur Anwendung auf der Haut wird die benötigte Menge an mineralischer Erde in Leitungswasser eingerührt, um so einen homogenen Schlamm zu erhalten. Dieser wird auf die Haut gestrichen.

Heilerde, innerlich angewendet

Sodbrennen, Verdauungsbeschwerden und Durchfall

Zur innerlichen Einnahme wird das Pulver ebenfalls in Wasser eingerührt, wobei man ausreichend Flüssigkeit nehmen sollte. Man kann einfachheitshalber auch Heilerde-Kapseln einnehmen. Es muss immer reichlich Wasser getrunken werden, um einem Darmverschluss vorzubeugen.

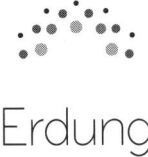

Erdung

Die Verbindung des Körpers mit der Erde ist für euch enorm wichtig. Wie bereits anfänglich erwähnt, ist euer Wohlbefinden, insbesondere auf der körperlichen Ebene, davon beeinflusst. Menschen, die sich den geistigen Welten öffnen, benötigen ein großes Maß an Erdung. Alle Menschen, die sich viel mental beschäftigen, entfernen sich mehr als andere von der materiellen Ebene. Der Begriff des Abhebens, den ihr auch verwendet, wenn jemand seine "geistigen Höhenflüge" hat, ist so gesehen nicht falsch gewählt. Eine große Vorstellungskraft, Fantasie und zu viel Nachdenken – gepaart mit wenig Aufenthalt in der Natur und kaum Bewegung – führt unweigerlich zu einem Ungleichgewicht. Der Körper kommt aus seiner Balance. Spiritualität heißt nicht, sich nur auf der Herz- und Geistebene zu öffnen, sondern sollte immer auch den Körper mit einbeziehen. Er ist euer Gefäß, welches für die Erde entstand, damit ihr auf dieser leben könnt. Dieses Gefäß braucht einen festen, stabilen Stand, um sich mit Erfahrungen füllen zu können. Ein Körper kann nur dann gut auf Erden funktionieren und gesund bleiben, wenn er diese Stabilität besitzt. Er ist ja immerwährenden energetischen Einflüssen ausgesetzt, die stets in Bewegung sind. Diese Schwingungen fließen gleichmäßig, das heißt, sie sind harmonisch und integrieren sich immerfort bzw. durchfließen euch. Ist die Erdung eines Körpers leicht aus "dem Anker" geraten, entstehen sozusagen "Kurzschlüsse", welche die Balance ins Wanken bringen und ein Unwohlsein verschiedenster Art hervorrufen können. Leichte Schwankungen bringen leichte Beschwerden wie Müdigkeit, Kopfschmerzen, Unkonzentriertheit usw. Besteht sehr wenig Erdung können auch körperlich stärkere Beeinträchtigungen erfolgen, wie Muskel- und Knochenschmerzen.

Spirituelles Wachstum ist nur möglich, wenn ihr genügend geerdet, mit Mutter Erde verbunden seid. Darum ist für viele unter euch ein regelmäßiges und bewusstes Erden notwendig, da eure Zivilisation eine gesunde natürliche Erdung kaum noch zulässt. Eure Lebensumstände unterbinden meist den direkten Kontakt mit der Erde. Eure Erden sind bedeckt mit Asphalt, ihr wohnt in Hochhäusern, tragt Schuhe und mit anderem mehr haltet ihr Distanz von der Erde. Die Naturvölker wussten schon immer, wie wichtig die Verbindung zur Erde ist. Sie verbringen ihr Leben in der Natur, sitzen auf der Erde, laufen ohne Schuhe über die für sie heilige Erde. Sie anerkennen seit jeher die beruhigende, reinigende, stärkende und heilende Wirkung des Erdbodens.

Die neuen Energien beeinflussen euren Körper zusätzlich durch hohe Schwingungsfrequenzen, und eine gute, gesunde Erdung hilft, diese neuen Schwingungen besser zu integrieren. Sie hilft, entspannter und leichter durch die Transformationsprozesse zu gehen. Die erhöhte Energieaufnahme aus dem Göttlichen lässt vermehrt Energie in eure Körper fließen, und wenn die Verbindung zu Mutter Erde nicht ausreicht, entsteht bildlich gesprochen ein Stau. Dieser Stau verursacht Lichtkörpersymptome. Das Erden erzeugt eine gewisse Schutzwirkung gegenüber den Strahlungen, reduziert bzw. portioniert und balanciert aus, so dass es zu keinen Überladungen kommt.

Eine gute Erdung bringt auf der mentalen Ebene ein größeres Grundvertrauen, und so fällt es euch leichter, "nicht den Boden unter den Füßen" zu verlieren, wenn die Umstände euch viel abverlangen. Ihr seid auch vor äußeren Einflüssen und Beeinflussungen anderer besser geschützt.

Bewusstes, regelmäßiges Erden bringt auch Heilung von emotionalen Schmerzen, die gedanklich aus vergangenen Ereignissen gerne zurückkehren. Aber konsequentes Erden bringt Sicherheit und Stabilität im Jetzt und befreit von alten Belastungen.

Es gibt viele gute Möglichkeiten, um sich zu erden und geerdet zu bleiben. Die einfachste ist und bleibt aber der direkte Kontakt mit Mutter Erde. Geht, lauft, sitzt oder legt euch auf den Boden. Verbringt mehr Zeit draußen in der Natur. Wälder, Seen, große Rasenflächen, Berge, ... Es gibt wundervolle Orte auf eurer Welt, nutzt sie zu eurem Wohle. Geht so oft wie möglich barfuß, bewegt euch, macht Sport, spielt an der frischen Luft, berührt Bäume, Pflanzen, Steine, Sand und Erde, fühlt ihre Energie, atmet sie ein. Es gibt Unmengen von Möglichkeiten, um euch zu erden, nutzt sie bewusster und regelmäßig, aktiviert damit auch eure Selbstheilungskräfte.

Susanna

Wenn wir sehr bewusst und achtsam durchs Leben gehen, unser körperliches Befinden wahrnehmen und unsere Gefühle und Empfindungen beachten, dann sind wir auch geerdet. Wenn wir Konzentrationsschwierigkeiten haben, Dinge ständig verlegen, in Gesprächen mit anderen gedanklich immer öfter abschweifen, mehr als gelegentlich den Schlüssel verlieren, vieles übersehen – dann kann das darauf hindeuten, dass wir nicht gut genug geerdet sind.

Ich möchte darauf hinweisen, dass alle von Bartholomäus hier in diesem Buch gemachten Vorschläge auch die Erdung unterstützen, da sie alle aus natürlichen Quellen der Erde stammen.

Es gibt ein großes Angebot an Erdungsvisualisierungen und Meditationen, die Sie im Internet finden können. Hier können Sie sicher eine nach Ihrem Geschmack und passend zu Ihrer Stimmung aussuchen. In Abspra-

che mit Bartholomäus stelle ich noch einige vor, die relativ einfach und schnell umzusetzen sind.

Erdungsmeditationen

Lege dich auf den Boden. Versuche, dir vorzustellen, wie aus deinem Körper Wurzeln heraustreten, die tief in den Boden reichen, und spüre, wie die Energie der Erde über diese Wurzeln in deinen Körper fließt. Du kannst so eine tiefe, kraftvolle und stabile energetische Erdung erreichen.

Stand-Erdung

Schließe die Augen und stelle dich gerade hin. Nimm einen sicheren Stand ein (barfuß). Nun fühle den Boden unter deinen Füßen. Konzentriere dich auf die Füße und den Boden, erspüre die Verbindung zwischen ihnen. Bemerke, wie fest die Füße aufliegen und wie fest der Boden unter dir ist, welche Stabilität und Sicherheit er dir gibt. Nimm dieses Gefühl und stelle dir vor, wie diese Energie langsam von unten nach oben durch deinen ganzen Körper fließt.

Edelsteine erden

Edelsteine können uns auch bei der Erdung unterstützen. Am besten suchen Sie sich einen Stein aus, der Ihnen ein gutes "erdiges" Gefühl vermittelt. Beispiele von erdenden Steinen wären: Rauchquarz, Obsidian, Onyx, schwarzer Turmalin, Rubin, Granat, Pyrit, Tigereisen, schwarzer Opal und Hämatit. Tragen Sie den Stein in der Tasche oder legen Sie ihn dorthin, wo Sie sich oft aufhalten.

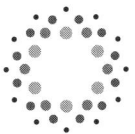

Gott atmet in der Pflanze

Alles, was die Erde hervorbringt, ist pure Lebensenergie. Lebendiges aus der Natur ist euch gegeben, um seine lebendige Kraft mit euch zu teilen. Pflanzen haben einen enorm großen Anteil an eurer Existenz. Ohne sie wäre das Leben auf Erden nicht denkbar. Sie nähren, lassen atmen, ernähren, schenken wundervolle Düfte, lindern Schmerzen und heilen. Der heilenden Wirkung der meisten Pflanzen in eurer Welt sollte vermehrt Aufmerksamkeit geschenkt werden.

Bereits am Anfang der Menschheitsgeschichte spielten Pflanzen eine wichtige Rolle. Sie dienten euch zur Ernährung, zur Herstellung von Kleidung, als Farbstoff, als Heilkraut und vieles mehr. Tiere wissen instinktiv, welche Pflanzen ihnen bei gesundheitlichen Problemen helfen. Ihr Menschen habt dies einst von den Tieren abgeschaut und gelernt. Jahrtausendelang wurden Pflanzen als Arznei verwendet. Aber durch die moderne Medizin wurden sie durch eure chemischen Mittel ersetzt, und das Wissen um ihre Heilkraft ging im Laufe der Zeit verloren. Erst seit einigen Jahrzehnten beginnt die wissenschaftliche Forschung, sich wieder mit Heilpflanzen zu beschäftigen, und eure Heilpraktiker wissen um ihre wundervolle heilsame Wirkung auf Geist, Psyche und Körper. Mit dem Ansteigen der Energien erfolgt auch eine Rückbesinnung auf die pflanzlichen Heiler.

Wie bei allem ist auch hier wichtig, wie viel und in welcher Form bzw. auf welche Art und Weise ihr Pflanzen anwenden könnt, damit sie heilen und nicht schaden. Es stehen euch vielfältige Möglichkeiten der Verwendung zur Verfügung, beispielsweise als Gewürze, ätherische Öle, Salben und Cremes und vieles mehr. Ein jedes hat seine Berechtigung. Auch eine homöopathische Verabreichung mag in vielen Fällen hilfreich sein. Was für euch die beste Methode ist, solltet ihr intuitiv herausfinden. Denkt daran, dass eure himmlischen Helfer stets an eurer Seite sind und euch beraten können.

Susanna

Der Schwerpunkt der nachfolgenden Auswahl von Heilkräutern liegt auf der Nützlichkeit für die häufigsten Aufstiegssymptome. Es gibt eine große Anzahl von Kräutern, die ähnliche Wirkungen haben, aber deren Nennung den Rahmen sprengen würden. Die hauptsächlichen Anwendungsgebiete sind fett markiert.

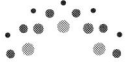

Heilkräuter

Heimische Kräuter

Baldrian: Blähungen, Bluthochdruck, Darmkrämpfe, Gallenbeschwerden, Gastritis, Migräne, **nervöse Herzbeschwerden, Nervosität, Schlafstörungen, Unruhe,** Verspannungen

Fenchel: Appetitlosigkeit, **Blähungen,** Bronchitis, Darmkrämpfe, Erkältung, Gallenkolik, Halsentzündung, Husten, Kopfschmerzen, Migräne, Magenkrämpfe, Schlaflosigkeit

Goldrute: Blasenentzündungen, Blähungen, Darmentzündung, Diabetes, Durchfall, Gicht, Ödeme, Wassersucht, Rheuma

Holunder: Erkältung, Abwehrschwäche, Arteriosklerose, Cellulite, Fieber, Furunkel, Grippe, Hautentzündungen, Heiserkeit, Herpes, Husten, **Ödeme,** Ohrenschmerzen, Schnupfen, Übergewicht

Johanniskraut: Depressionen, Nervosität, Verdauungsprobleme, Hautprobleme, Verspannungen, Appetitlosigkeit, Neuralgien, Rückenschmerzen, **Schlaflosigkeit,** trockene Haut

Kamille: Allergien, **Bauchschmerzen,** Blähungen, Magengeschwür, **Magenkrämpfe, Gastritis,** Durchfall, Ekzeme, **Grippe, Erkältung,** Fieber, Gicht, Juckreiz, **Entzündungen,** Nervenschmerzen, Nervosität, Rheuma, Schlaflosigkeit, Sodbrennen, Wunden

Mistel: **Bluthochdruck,** Arteriosklerose, Gelenkentzündung, Herzschwäche, Heuschnupfen, Krampfadern, **Schwindel,** Verstopfung

Ringelblume: Brechreiz, Gallenbeschwerden, Geschwüre, geschwollene Lymphknoten, aufgesprungene Lippen, **Hautentzündungen,** Leberschwäche, Magen- und **Darmstörungen,** Magengeschwür, Schwindel

Salbei: Angina, Bronchitis, Durchfall, Ekzeme, Geschwüre, Gallenschwäche, Gedächtnisschwäche, **Heiserkeit,** Husten, **Mandelentzündung,** Hitzewallungen, Kehlkopfkatarrh, Lungenschwäche, Magenbeschwerden, Mundschleimhautentzündungen, **Nachtschweiß, starkes Schwitzen**

• • • • •

Indische Gewürze

Ingwer: wärmend, appetitfördernd, lindert Erkältungen, Migräne und Magenbeschwerden

Kardamom: wirkt beruhigend, lindert Asthma und Husten

Koriander: fördert die Verdauung, wirkt harntreibend, lindert Rheuma und Gelenkbeschwerden

Kreuzkümmel: lindert Schmerzen und löst Krämpfe

Kurkuma (Gelbwurz): lindert Völlegefühl, Sodbrennen, Darmkrämpfe und Blähungen

Schwarzkümmel: stimuliert das Immunsystem, wirkt antientzündlich, harntreibend, fördert den Gallenfluss und die Verdauung

Anwendungshinweise

Neben dem Verzehr gibt es viele Anwendungsmöglichkeiten: als Tee, Tinktur, Kräutersirup, Kräuteröl, ätherisches Öl, Salbe, Creme und Badezusatz. Es gibt Heilkräuter auch als Tabletten, Dragees und Kapseln, die man in Apotheken, Drogerien oder sogar in Supermärkten kaufen kann.

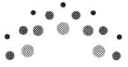

Bachblüten

Für Dr. Bach lagen die Ursachen für viele körperliche Erkrankungen in einer "seelischen Disharmonie" und in "negativen Gemütszuständen". Die Bachblüten helfen bei negativen Gefühlen und Stimmungen, sie können keine körperlichen Krankheiten heilen. Aber der harmonisierende Einfluss der Bachblüten soll Krankheiten vorbeugen und so den Heilungsprozess bei bereits bestehenden Beschwerden unterstützen. Vielen sind die bekannten Rescuetropfen (Notfalltropfen) bekannt, die wunderbar bei Angstzuständen helfen können. Da der seelische Zustand durch die Aufstiegsenergien stark beeinflusst scheint, sind die Bachblüten sicher ein gutes Hilfsmittel zur seelischen Stabilisierung.

Die Lebenssicht von Dr. Bach hat mich bei meiner Recherche sehr beeindruckt, weshalb ich hier ein wenig davon wiedergeben möchte:

Für Dr. Edward Bach standen Gesundheit und Lebensglück für das "Einsseins des Menschen mit dem göttlichen Willen". Entfernt sich der Mensch von seinem göttlichen Ursprung, entwickelt er negative Gemütszustände und negative Charaktereigenschaften.

Herrschen Gefühle wie Angst, Hoffnungslosigkeit oder Eigenschaften wie geistige Unbeweglichkeit und Egoismus lange Zeit vor, führen sie automatisch zu seelischen und körperlichen Krankheiten. Seines Erachtens liegt eine wichtige Lebensaufgabe für den Menschen darin, seinen Charakter positiv zu entwickeln, so dass er mit den göttlichen Zielen in Harmonie schwingt. Er war der festen Überzeugung, dass positive Eigenschaften wie Lebensmut, Großzügigkeit und Gelassenheit letztendlich auch Krankheiten vorbeugen.

Dr. Bach schrieb 1933 zu Krankheiten: "Alle, die krank sind, sollen wissen: Krankheit hätte niemals die Macht gewinnen können, die sie heute besitzt, wenn der Mensch sich nicht von dem natürlichen Schutz gegen Krankheit, nämlich den heilenden Pflanzen auf dem Felde, abgewendet hätte. Weiterhin gibt es in jenen Menschen, die wirklich das Verlangen haben, gesund zu werden, keine Krankheit, die der Macht des Gegenmittels trotzen kann, das in der richtigen Pflanze zu finden ist. Die Krankheit hat nicht mehr Macht, in Anwesenheit des richtigen Krautes zu bestehen, als die Dunkelheit, in einem Raum zu bleiben, dessen Fenster dem Sonnenlicht weit geöffnet werden. Obwohl wir unsere Abkehr von der Heilweise der Natur mit einem großen Maß heute verbreiteter Krankheit büßen, wartet die Natur doch geduldig, und wir brauchen uns nur nach ihr umzuwenden, um Linderung unseres Leidens zu finden."

• • • • •

Auflistung der Bachblüten

Es gibt 38 Bachblüten, die ich nachfolgend mit ihren Leitsätzen und den dazugehörigen Symptomen auflistete, anhand derer Sie die für Sie passende Bachblüte aussuchen können. Eine nicht passende Bachblüte kann niemals schaden. Es wird empfohlen, mehrere passende Essenzen gleichzeitig zu nehmen.

1. Agrimony: *Harmoniestreben*
   Man versucht, quälende Gedanken und innere Unruhe hinter einer Fassade von Fröhlichkeit und Sorglosigkeit zu verbergen.

2. **Aspen:** *Angst*
   Unerklärliche, vage Ängstlichkeiten, Vorahnungen, geheime Furcht vor irgendeinem drohenden Unheil.

3. **Beech:** *Toleranzmangel, Aggressivität*
   Kritiksucht, Arroganz, Intoleranz. Man verurteilt andere.

4. **Centaury:** *Unterwürfigkeit, Willensschwäche*
   Schwäche des eigenen Willens. Überreaktion auf die Wünsche anderer. Die eigene Gutmütigkeit wird leicht ausgenutzt; kann nicht nein sagen.

5. **Cerato:** *Unsicherheit, Mangel an Selbstvertrauen*
   Mangelndes Vertrauen in die eigene Intuition.

6. **Cherry Plum:** *Mangelnde Selbstbeherrschung*
   Angst davor, innerlich loszulassen; Angst, den Verstand zu verlieren; Angst vor seelischen Kurzschlusshandlungen; unbeherrschte Temperamentsausbrüche.

7. **Chestnut Bud:** *Interesselosigkeit, Vergesslichkeit*
   Man macht immer wieder die gleichen Fehler, weil man seine Erfahrungen nicht wirklich verarbeitet und nicht genug daraus lernt.

8. **Chicory:** *Übertriebene Fürsorge*
   Besitzergreifende Persönlichkeitshaltung, die sich übermäßig einmischt und kritisiert. Man erwartet von seiner Umgebung volle Zuwendung und bricht in Selbstmitleid aus, wenn man seinen Willen nicht bekommt.

9. **Clematis:** *Lebensüberdruss, Realitätsverlust*
   Tagträumer, der mit den Gedanken immer woanders ist; zeigt wenig Aufmerksamkeit für das, was um ihn herum vorgeht.

10. **Crab Apple:** *Zwanghaftigkeit, Ordnungszwang*
    Man fühlt sich innerlich und äußerlich beschmutzt, unrein oder infiziert. Detailkrämer! "Die Reinigungsblüte."

11. **Elm:** *Verzweiflung, Überforderung*
    Das vorübergehende Gefühl, seiner Aufgabe oder Verantwortung nicht gewachsen zu sein.

12. **Gentian:** *Unsicherheit, Misstrauen*
    Skeptisch, zweifelnd, pessimistisch, leicht entmutigt.

13. **Gorse:** *Hoffnungslosigkeit*
    Ohne Hoffnung, völlig verzweifelt, Gefühl: Ich geb' jetzt auf!

14. **Heather:** *Anhänglichkeit, Einsamkeit*
    Selbstbezogen, völlig mit sich beschäftigt, braucht ständig Publikum. "Das bedürftige Kleinkind."

15. **Holly:** *Feindseligkeit, Aggressivität*
    Eifersucht, Misstrauen, Hass- und Neidgefühle auf allen Ebenen.

16. **Honeysuckle:** *Resignation, Verantwortungsablehnung*
    Sehnsucht nach Vergangenem; bedauert Vergangenes. Lebt nicht in der Gegenwart.

17. **Hornbeam:** *Lustlosigkeit*
    Müdigkeit; mentale Erschöpfung, als vorübergehender oder länger andauernder Zustand.

18. **Impatiens:** *Ungeduld*
    Ungeduldig, leicht gereizt, überschießende Reaktionen.

19. **Larch:** *Mangelndes Selbstwertgefühl*
    Erwartung von Fehlschlägen durch Mangel an Selbstvertrauen. Minderwertigkeitskomplexe.

20. **Mimulus:** *Angst, Mutlosigkeit*
Spezifische Ängste, die man benennen kann; Furchtsamkeit, Angst vor der Welt.

21. **Mustard:** *Lebensüberdrüssigkeit, Lustlosigkeit*
Perioden tiefer Melancholie kommen und gehen plötzlich und ohne erkennbare Ursache.

22. **Oak:** *Selbstüberforderung, Ausdauerverhalten*
Der niedergeschlagene und erschöpfte Kämpfer, der trotzdem tapfer weitermacht und nie aufgibt.

23. **Olive:** *Erholungsbedürftigkeit, Lustlosigkeit*
Totale Erschöpfung, extreme Ermüdung von Körper und Geist.

24. **Pine:** *Verzweiflung*
Selbstvorwürfe, Schuldgefühle, Mutlosigkeit.

25. **Red Chestnut:** *Vereinnahmende Fürsorge*
Übertriebene Sorge und Angst um andere.

26. **Rock Rose:** *Angst, Panikzustände*
Äußerst akute Angstzustände, Terror, Panikgefühle.

27. **Rock Water:** *Unausgeglichenheit*
Strenge und starre Ansichten, unterdrückte Bedürfnisse, man opfert seine Persönlichkeit für seine zu hoch geschraubten Ideale.

28. **Scleranthus:** *Verzweiflung*
Unschlüssig, sprunghaft, innerlich unausgeglichen. Meinung und Stimmung wechseln von einem Moment zum anderen.

29. **Star of Bethlehem:** *Resignation, Hoffnungslosigkeit*
Nachwirkungen von körperlichen, seelischen oder geistigen Schocks. Egal ob weit zurückliegend oder erst kürz-

lich geschehen. "Der Seelentröster und Schmerzenbesänftiger."

30. **Sweet Chestnut:** *Tiefste Verzweiflung*
Man glaubt, die Grenze des Erträglichen erreicht zu haben.

31. **Vervain:** *Ruhelosigkeit*
Im Übereifer, sich für eine Sache einzusetzen, treibt man Raubbau mit seinen Kräften. Reizbar bis fanatisch.

32. **Vine:** *Herrschsucht, Rechthaberei*
Dominierend, rücksichtslos, machthungrig. "Der kleine Tyrann".

33. **Walnut:** *Überempfindlichkeit*
Vorübergehendes Vernichtungsgefühl, Beeinflussbarkeit und Wankelmut während entscheidender Neubeginnphasen im Leben. "Die Blüte, die den Durchbruch schafft."

34. **Water Violet:** *Einsamkeit, Isolation*
Zeitweise: innere Reserviertheit, stolze Zurückhaltung, isoliertes Überlegenheitsgefühl.

35. **White Chestnut:** *Unruhe, Unausgeglichenheit*
Bestimmte Gedanken kreisen unaufhörlich im Kopf, man wird sie nicht wieder los, innere Selbstgespräche und Dialoge.

36. **Wild Oat:** *Unzufriedenheit*
Unbestimmtheit der Ambitionen, Unzufriedenheit, weil man seine Lebensaufgabe nicht findet.

37. **Wild Rose:** *Apathie, Selbstaufgabe*
Teilnahmslosigkeit, Apathie, Resignation, innere Kapitulation

38. **Willow:** *Misstrauen, Enttäuschung*
Innerer Groll, Verbitterung. "Das Opfer des Schicksals."

Anwendung

Die Tropfen können direkt auf die Zunge geträufelt werden. Standard: 4 x 4 Tropfen täglich. Nach Bedarf können Tropfenanzahl und Einnahmehäufigkeit ohne Risiko erhöht werden. Zur Entfaltung der vollen Wirkung behält man die Tropfen vor dem Herunterschlucken einen Moment lang im Mund.

Meist reicht in akut belastenden Situationen eine Einnahmedauer von 1 bis 4 Tagen.

Bachblüten-Anwendung für länger andauernde Probleme: etwa 21 Tage, Mindesteinnahme ca. 11 Tage.

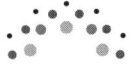

Ätherische Öle

Ätherische Öle sind pflanzliche Öle. Sie werden aus kleinen Drüsen gebildet, die an ganz verschiedenen Teilen einer Pflanze sitzen. Gerüche beeinflussen unsere Stimmungen und wirken sich auf unser Wohlbefinden aus. Genau das macht sich die sogenannte "Aromatherapie" zunutze, bei der ätherische Öle eingesetzt werden, um bestimmte Wirkungen zu erzielen. Solche ätherischen Öle kennen Sie sicher – man kann sie in kleinen Fläschchen z. B. in Reformhäusern, Apotheken, Indien-Shops und esoterischen Läden kaufen.

Eine Liste wichtiger ätherischer Öle

Angelika
    körperlich: abwehrsteigernd, antiseptisch, blutreinigend, durchblutungsfördernd, verdauungsfördernd
    seelisch: aufbauend, stabilisierend, beruhigend

Atlas-Zeder
    körperlich: antiseptisch, entspannend, abwehrstärkend, schleimlösend
    seelisch: ermutigend, schlaffördernd, stärkend, tröstend

Bay
körperlich: anregend, antiseptisch, durchblutungsfördernd, verdauungsfördernd
seelisch: beruhigend

Benzoe Siam
körperlich: schleimlösend, beruhigend, wundheilend, entzündungshemmend
seelisch: ausgleichend, beruhigend, schlaffördernd

Bergamotte
körperlich: antiseptisch, antiviral, fiebersenkend, krampflösend
seelisch: antidepressiv, entspannend, angstlösend

Cajeput
körperlich: antiseptisch, muskelentspannend, schleimlösend, schmerzlindernd
seelisch: nervenstärkend

Eukalyptus
körperlich: antiseptisch, desinfizierend, fiebersenkend, schleimlösend
seelisch: konzentrationsfördernd

Geranie
körperlich: antientzündlich, hautpflegend, wundheilend
seelisch: stimmungsaufhellend, ausgleichend

Jasmin
körperlich: entkrampfend, milchbildend
seelisch: aphrodisierend, entspannend, harmonisierend

Lavendel
körperlich: antiseptisch, schmerzlindernd, durchblutungsfördernd, wundheilend, krampflösend, hautpflegend
seelisch: ausgleichend, beruhigend, schlaffördernd

Majoran
körperlich: beruhigend, krampflösend
seelisch: tröstend, stärkend, beruhigend

Melisse
körperlich: blutdrucksenkend, entkrampfend, entblähend, antibakteriell, antiviral
seelisch: ausgleichend, stärkend

Muskatellersalbei
körperlich: entkrampfend, menstruationsfördernd, menstruationsregulierend
seelisch: aphrodisierend, entspannend, anregend

Myrte
körperlich: antiseptisch, schleimlösend
seelisch: klärend, reinigend

Neroli
körperlich: entkrampfend, herzstärkend, verdauungsfördernd
seelisch: beruhigend, aufbauend

Pfefferminze
körperlich: antiseptisch, durchblutungsfördernd, kühlend, entzündungshemmend, abwehrstärkend, krampflösend, entblähend, gegen Übelkeit
seelisch: anregend, erfrischend

Römische Kamille
körperlich: schmerzlindernd, antiseptisch, wundheilend, entzündungshemmend, krampflösend
seelisch: entspannend, beruhigend

Rose
körperlich: antiseptisch, beruhigend, entkrampfend, entzündungshemmend, wundheilend
seelisch: ausgleichend, harmonisierend

Rosmarin
körperlich: anregend, durchblutungsfördernd, stärkend, menstruationsfördernd
seelisch: ausgleichend, bewusstseinsstärkend

Sandelholz
körperlich: antiseptisch, erwärmend, hautpflegend, krampflösend
seelisch: aphrodisierend, beruhigend, harmonisierend, schlaffördernd

Tea Tree
körperlich: antibakteriell, antiviral, antimykotisch, entzündungshemmend, kühlend, schmerzlindernd
seelisch: ausgleichend

Thymian
körperlich: antimykotisch, antiseptisch, durchblutungsfördernd, schleimlösend
seelisch: gedächtnisstärkend, konzentrationsfördernd

Zitrone
körperlich: entzündungshemmend, fiebersenkend, herzstärkend
seelisch: konzentrationsfördernd, psychisch anregend, stimmungsaufhellend

• • • •

Anwendungsmöglichkeiten

Für die Anwendung in einer Duftlampe füllen Sie diese mit einigen Tropfen eines oder mehrerer Aromaöle, vermischt mit Wasser. Die Wärme eines darunter stehenden Teelichts beschleunigt und intensiviert die Ausbreitung des Dufts im Raum.

Es werden auch ätherische Öle z. B. in Räucherstäbchen, Räucherzylindern oder auch als Räuchermischungen angeboten.

Ätherische Öle inhalieren

Sie fügen einige Tropfen in eine Schüssel mit heißem Wasser. Beugen Sie sich mit geschlossenen Augen über die Schüssel und legen Sie ein Handtuch lose über den Kopf.

Mit ätherischen Ölen baden

In einem Vollbad lässt sich die wohltuende Wirkung ätherischer Öle besonders ganzheitlich erleben: Die Öle wirken über den Geruchssinn, aber auch über die Haut. Für ein Vollbad brauchen Sie nicht mehr als 5 bis 10 Tropfen.

Ätherische Öle für Massagen

Die Massage fördert das Eindringen der Wirkstoffe in die Haut. Für Massageanwendungen werden ätherische Öle immer mit Trägerölen gemischt, also nie unverdünnt auf die Haut gegeben.

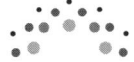

Ölziehen mit Pflanzenöl

Ölziehen erfreut sich seit Jahren immer größerer Beliebtheit, da es sehr einfach durchzuführen ist. Ursprünglich stammt die Öltherapie aus der weißrussischen Volksmedizin. Bei uns wurde es erst seit 1991 durch den russischen Arzt Dr. F. Karach bekannt. Er berichtet über erstaunliche Heilerfolge. Nach seinen Erfahrungen helfen die Öl-Mundspülungen bei unzähligen Krankheiten und Beschwerden, wie z. B. bei Zahnschmerzen, Infektionen wie Bronchitis, Arthrose, Ekzemen, Schlaflosigkeit, Magengeschwüren, Darmkrankheiten, Kreislaufstörungen, Herz- und Nierenbeschwerden.

Glaubt man den Berichten über persönliche Erfahrungen, die im Internet verfasst werden, scheint es keine Krankheit zu geben, die sich damit nicht bessern ließe. Es wird auch zur Entschlackung und zur Vorbeugung empfohlen. Allerdings gibt es nur wenige wissenschaftliche Studien zu dieser Methode. Wahrscheinlich deshalb, weil mit Ölziehen kein Geld verdient werden und kein spezielles Produkt vermarktet werden kann.

Es ist erstaunlich, dass mit dieser unschädlichen, biologischen Ölziehkur derartige Gesundungserfolge erzielt werden konnten. Diese Methode eignet sich somit besonders zur Aktivierung der Selbstheilungskräfte, da der Heilvorgang vom menschlichen Organismus alleine vollzogen wird.

••●••
So wirkt das Ölziehen

Unsere Speicheldrüsen dienen nicht nur unserer Verdauung, sondern helfen bei der Ausscheidung von verschiedenen Stoffwechselprodukten und Giften. Beim Kauen und Lutschen erhöht sich der Blutfluss durch die Drüsen um das Drei- bis Vierfache, die reinigende Wirkung wird damit erheblich gesteigert. Der Organismus befreit sich so von schädlichen Mikroben, Giften und Säuren, der Gasaustausch wird verstärkt und der Stoffwechsel aktiviert. Das Öl bindet diese freigesetzten Schadstoffe.

••●••
So wird's gemacht

Einen Teelöffel, maximal ein Suppenlöffel voll Öl wird in den Mund genommen. Das Öl wird dann ca. 10, 15 oder 20 Minuten durch den Mund gezogen, durch die Zähne gesaugt. Das Öl sollte auf keinen Fall heruntergeschluckt, sondern ausgespuckt werden. Wenn es dann weißlich ist, ist das das Zeichen dafür, dass es lange genug im Mund verblieben ist. Nach dem Ausspucken sollte die ganze Mundhöhle gründlich und mehrere Male mit Wasser gespült werden, die Zähne sollten mit der Zahnbürste gereinigt werden. In der ausgespuckten Flüssigkeit befindet sich eine große Menge an Bakterien und verschiedenen Krankheitserregern.

Es kann Sesam-, Kokos-, Oliven- oder Sonnenblumenöl verwendet werden.

Eine Verschlechterung des Zustandes ist ein Zeichen dafür, dass es funktioniert und dass sich der Organismus erholt. Heftige Erkrankungen werden außergewöhnlich schnell geheilt. Chronisch auftretende Krankheiten brauchen eine längere Zeit, manchmal einige Monate.

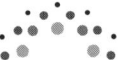

Heilpflanzen als homöopathische Schmerzmittel

Hier finden Sie einige anerkannte homöopathische Mittel, die eine gute Alternative zu den gebräuchlichen chemischen Schmerzmitteln darstellen. Sie sind rezeptfrei in der Apotheke zu erhalten. Bei unklaren lang anhaltenden Schmerzen ist natürlich der Besuch beim Arzt oder Heilpraktiker anzuraten. Bei mir hat sich Rhus toxicodendron D30 bei den typischen Gelenk- und Muskelschmerzen bewährt, die schubweise durch den Lichtkörperprozess ausgelöst werden.

Auflistung der Heilpflanzen

Für Schmerzzustände jeder Art:

Chamomilla D30 nimmt die Spitze des Schmerzes.

Aconitum D12 lindert Schmerz, der mit Angst und Unruhe verbunden ist.

Coffea D30 hilft bei jeder Art von Akutschmerz und Erregung, besonders dann, wenn man unter Schlaflosigkeit leidet.

Speziell bei Knochen- und Knochenhautschmerzen:
Ruta D6, Symphytum D3 und Arnica D12

Bei Nervenschmerzen:
Hypericum D6

Bei Muskelschmerz, gleich welcher Ursache, der besonders nachts und in Ruhe schlimmer wird:
Rhus toxicodendron D30

Schmerz, der durch Bewegung verschlimmert wird:
Bryonia D12

Sehnenschmerzen:
Rhus toxicodendron D30

Bei Gliederschmerzen (z. B. bei Grippe):
Eupatorium perfoliatum D12

Entzündungsschmerz, Verletzungsschmerz:
Arnica D12

Sodbrennen, Bauchschmerzen:
Nux vomica D6, D12

•• • ••

Anwendung homöopathischer Schmerzmittel

Bei selbstständiger Anwendung hat sich vor allem die Potenz D12 durchgesetzt, weil diese schnell wirkt. Die Fähigkeit zur Aktivierung der körpereigenen Selbstheilungskräfte ist bei diesem Potenzierungsgrad bereits stark ausgebildet. Wirkstoffe in der Potenz D12 entfalten selbst bei versehentlicher Überdosierung keine toxischen Wirkungen.

Homöopathische Mittel können als Globuli, Tropfen und Tabletten eingenommen werden. Die einzelne Gabe besteht aus: 4-5 Globuli, 5-10 Tropfen oder 1 Tablette.

Sind die Beschwerden sehr akut, z. B. bei starken Schmerzen, kann man die passende Substanz stündlich einnehmen.

Homöopathische Mittel wirken über die Mundschleimhaut, deshalb sollte zwischen der Einnahme und einer Mahlzeit ein Abstand von etwa zehn Minuten liegen. Die Gabe kann vor oder nach dem Essen erfolgen. Das Gleiche gilt für die Zahnpflege. Um einen intensiven Kontakt mit der Schleimhaut zu gewährleisten, sollte der Wirkstoff möglichst lange im Mund zergehen können.

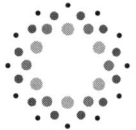

Gott schläft im Stein

Steine sind konstant schwingende Lebensenergieträger und können eure Gesundheit, euer Empfinden, eure Gedanken und euer Handeln positiv beeinflussen. Ihre größte Wirkung beruht auf der Anregung eurer Selbstheilungskräfte. Darum nutzt ihre heilsame Wirkung bewusst. Ihr könnt die Heilsteine sowohl innerlich als auch äußerlich anwenden. Susanna kann euch auch hier einen kurzen Überblick geben. Wenn ihr unsicher seid und nicht wisst, welcher Stein zum jeweiligen Problem der richtige ist, so könnt ihr euch auch von den Engeln beraten lassen.

Susanna

Um den oder die passenden Edelsteine zu finden und für nähere Informationen empfehle ich, die entsprechende Literatur zu durchforsten. Allein im Internet sind genügend Beschreibungen aller wichtigen Steine und zu deren Wirkweise zu finden, und Nachforschungen über Google sind meist ausreichend, um eine gute Auswahl treffen zu können. Zum Einstieg und als Findungshilfe habe ich eine kurze Übersicht zu einigen Heilsteinen zusammengestellt. Ich habe versucht, nur die für die Aufstiegssymptome nützlichen Steine und deren hauptsächliche Wirkungsweisen aufzuzählen, die Anwendungsbereiche sind somit nicht vollständig.

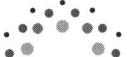

Heilsteine und ihre Anwendung

Achat
Augenprobleme
Hautausschläge, Juckreiz
Darmbeschwerden, Blähungen, Durchfall, Verstopfung,
Magenbeschwerden, Appetitlosigkeit, Leber
Erkältungen, Grippe (fiebersenkend)
kalte Hände und Füße
rheumatische Beschwerden
Rückenschmerzen
Hormonstörungen

Amethyst
Konzentrationsschwäche
Herzrasen
Kopfschmerzen und Migräne
Magen- und Darmbeschwerden
schmerzlindernd, entkrampfend
sorgt für friedliche Träume
stärkt das Vertrauen

Apatit
Übergewicht, begünstigt die Fettverdauung
Muskelbeschwerden
Hilfe bei Arthritis
stärkt das Immunsystem

Bergkristall
    Kopf-, Rücken- und Gliederschmerzen
    Hautausschlag
    Infektionen, Abwehrschwäche
    Schilddrüsenstörungen
    Gallen- und Leberprobleme
    Magen-Darm-Probleme, Verdauungsschwäche, Durchfall
    Augenprobleme
    Schwindel
    schmerzlindernd
    reinigt Geist und Seele
    löst Energieblockaden

Bernstein
    Gedächtnisstörungen
    Husten, Schnupfen, Erkältungen, Fieber
    Ohrentzündung
    Augenleiden
    Verdauungsprobleme
    Gelenke, Gicht, Rheuma, Arthritis, Arthrose, Rücken
    Hautprobleme
    Migräne
    Depressionen

Chalzedon
    Ödeme
    Halsentzündung, Infekte
    Rachen- und Kehlkopfprobleme
    Lymphdrüsenerkrankung

Jähzorn
Melancholie, Depression, Traurigkeit
stärkt das Selbstbewusstsein

Citrin
Hautunreinheiten
Verdauungsbeschwerden
Rückenschmerzen
Nervosität
Nervenschwäche
Stein der Hoffnung und Erneuerung
stärkt die Intuition, gibt Lebensmut, vertreibt Ängste
schärft die Konzentration
bei Depressionen

Dolomit
gegen Haut- und Knochenerkrankungen
verleiht mehr Lebenskraft, Freude und Sensibilität
gegen Wutausbrüche
bei Stimmungsschwankungen

Jade
Schweißausbrüche
bei Muskelbeschwerden
bei Bluthochdruck
Fieber
Herz- und Nierenprobleme
Kreislauf
Angst
Nervosität

Stress

Depressionen

Lapislazuli

Ödeme

Bluthochdruck

schmerzlindernd

Schlafprobleme

Schwellungen

Augenkrankheiten

Durchfall

Hautausschlag

Kehlkopfentzündung

Stiche

Entzündungen

Neuralgien

Angstneurosen

Melancholie, Depression, Schuldgefühle

verstärkt die Intuition

Malachit

Herzrhythmusstörungen, Herzschwäche, Herzschmerzen, Herzrasen, Herzneurosen

Rheuma

Bandscheiben

Hexenschuss

Ischias

Verspannungen

Pietersit
Schwindel
Stress
Beklemmungen
Veränderungen
für Ruhe und Gelassenheit
fördert die spirituelle Seite

Rhodonit
Gibt Kraft, Veränderungsprozesse besser zu bewältigen.
schmerzlindernd
Selbstverwirklichung
Gehör

Rosenquarz
Stein der Liebe, kräftigt das Herz
Herzprobleme, Herzrasen
Schlaflosigkeit
Durchblutungsstörungen
Übelkeit
Übergewicht
Aggressionen
Selbstwertgefühl

Sodalith
Hals- und Ohrenprobleme
Rheuma
Übergewicht
Bluthochdruck
öffnet die geistige Wahrnehmung
vertieft die Meditation

Turmalin, schwarz
Arthritis
Muskel-, Lymph- und Nervensystem
Nerven- und Rückenschmerzen
Gleichgewichtsstörungen
Ohren, Ohrgeräusche, Tinnitus
Stauungen
Entzündungen
Stress
Blockaden
veraltete Denkmuster
Melancholie, Depressionen
Vergesslichkeit
Angst
Nervosität

Ich empfehle immer zusätzlich oder alleine einen Bergkristall, da er der Alleskönner unter den Steinen ist, mit ihm können Sie nichts falsch machen. Durch seine klärende Wirkung hat er Auswirkungen auf alle Bereiche des Körpers, der Seele, des Geistes und des Verstandes. Zudem schützt er auch vor negativen Einflüssen. Er klärt und reinigt, harmonisiert, schützt und heilt.

Außerdem rate ich auch zu einem schwarzen Turmalin. Er hilft, Strahleneinflüsse zu neutralisieren, indem er durch Strahlung verursachte Blockaden auflöst und Energieüberschüsse aus dem Körper leitet. Er ist ein idealer Begleiter, da er vor negativen Einflüssen in unserem Körper schützt. Hierunter fallen beispielsweise nicht nur Erd- und Computerstrahlen, sondern natürlich auch die negativen und häufig seelisch stark belastenden Energien durch unsere Mitmenschen. Misstrauen, Neid und Eifersucht und vieles mehr können uns in unserem Handeln genauso schmerzhaft beeinflussen wie z. B. starke Erdstrahlen oder gar negative Einflüsse aus anderen Dimensionen. Schwarze Turmaline sind daher mit die kräftigsten Schutzsteine für den Körper und unsere Seele, die zusätzlich das Selbstbewusstsein und unsere eigenen Wünsche und Lebensziele fördern. Geistig verhilft der schwarze Turmalin dazu, eine gelassene Haltung einzunehmen. Er vermindert negative Gedanken und hilft bei Stress und Belastungen.

•• • ••

Anwendungsmöglichkeiten von Heilsteinen

Die einfachste Anwendung ist das Tragen eines Steines als Schmuck (Halskette, Ring), viele legen sich einen kleinen Stein auch in die Geldbörse oder Tasche. Auch unter dem Kopfkissen können sie für einen erholsamen und ruhigen Schlaf sowie für gute Träume sorgen.

Natürlich kann man Steine in verschiedenen Größen überall hinlegen oder aufstellen, wie z. B. dort, wo man sich häufig aufhält.

Sehr nützlich kann auch die Wirkweise eines Steines während einer Meditation sein. Entweder legt man sich den Stein auf eine bestimmte Körperregion oder man hält ihn in der Hand. Hier empfiehlt sich ein Stein, der die Konzentrationsfähigkeit stärkt und die Entspannung fördert.

Besonders geeignet sind auch sogenannte Orgonits, dies sind in Harz gegossene, mit verschiedenartigen Steinen und Metallspänen versehene Skulpturen. Ihnen sagt man eine besonders starke Wirkung nach, und sie werden von Heilpraktikern und Energiearbeitern verwendet. Ich selbst habe mir einen großen

Kegel gegossen und diesen neben meinen PC gestellt, einerseits um den Elektrosmog aufzufangen und andererseits für einen positiven energetischen Fluss zur geistigen Anregung. Anweisungen, wie man selbst einen Orgonit herstellt, findet man z. B. bei YouTube, aber natürlich sind sie auch käuflich zu erwerben.

Heilsteinessenzen sind flüssige Zubereitungen aus Heilsteinen, die sowohl für den inneren als auch für den äußeren Gebrauch bestimmt sein können. Wie der Name schon sagt, müssen sie vor der Anwendung erst zubereitet werden. Die Essenzen stellt man mit Wasser her. Für eine optimale Wirkungsentfaltung der Essenzen sollte das Wasser rein und unbelastet von Rückständen sein, wenig Mineralstoffe enthalten und frei von Kohlensäure sein. Es kann Quellwasser, Regenwasser, stilles Glasflaschenwasser und Leitungswasser verwendet werden. Das gebräuchlichste Verfahren ist das direkte Einlegen der Steine ins Wasser. Dazu sollte ein Glasgefäß ohne Aufschrift verwendet werden. Wenn das Wasser auf die Steine gegossen wurde, sollte es mindestens zwei Stunden abgedeckt stehen. Will man eine intensivere Essenz erhalten, empfiehlt sich eine Wartezeit von acht Stunden und mehr.

Wenn das Wasser über die Steine läuft,
wird es rein.

(Sprichwort)

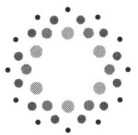

Wir sind Atem

Atem ist Leben, Vitalität und Bewusstheit. Euer Atem dient euch weit mehr als nur zur Sauerstoffversorgung. Er steht in enger Verbindung mit euren Gefühlen und eurem Wohlbefinden, denn ihr atmet schneller, wenn ihr euch z. B. ängstigt, wütend seid oder freudig erregt. Ganz automatisch passt sich eure Atmung eurem Befinden an. Und um dieses Befinden in Einklang und Harmonie zu bringen, könnt ihr ganz bewusste Atemübungen durchführen. Wenn ihr z. B. unter Stress steht, mentale und psychische Überempfindlichkeiten entwickelt, eure Sinne überfordert sind und vor allem bei Angstattacken kann eine bewusst durchgeführte Atemübung euch helfen, wieder in Ruhe und Entspannung zu kommen. Bei Letzterem bittet um himmlischen Beistand. Vergesst nicht: Die Engel eilen sofort herbei, um euch beizustehen.

Es gibt viele unterschiedliche Atemtechniken. Ihr könnt euch die aussuchen, welche euch am meisten zusagt. Ich bitte Susanna, später hier noch einige geläufige Atemübungen zu beschreiben.

Wir möchten eine Atemtechnik vorschlagen, die ohne allzu großen Zeitaufwand durchgeführt werden kann und die besonders gut geeignet ist, wenn ihr zu übermäßigem Grübeln neigt, dadurch nicht zur Ruhe kommt und euch sowie euren mentalen Körper überfordert. Diese einfache Atemübung kann auch als tägliches Ritual, z. B. am frühem Morgen nach dem Aufstehen oder am Abend vor dem Zubettgehen, angewendet werden. Dies empfiehlt sich bei längeren Perioden der Unsicherheit, der Angst oder/und bei Beschwerden.

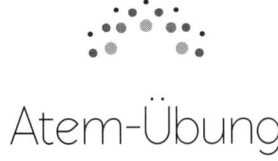

Atem-Übung

Atmet tief ein, mehr als ihr das normalerweise tut, und atmet sofort wieder aus, ohne den Atem nach dem Einatmen anzuhalten.

Wenn ihr ausgeatmet habt, haltet den Atem für einige Sekunden an. Wie lange ihr den Atem anhaltet, könnt ihr selbst entscheiden. Während der Atempause sind begleitende positive Gedanken wie "Mir geht es gut, ich bin gesund, vital und entspannt" von großem Wert. Auch positive Sätze wie "Mein Atem reinigt meinen Körper und gibt mir Kraft" oder "Mit jedem Atemzug geht es mir besser und besser" könnt ihr verwenden.

Einerseits lenkt ihr euer Bewusstsein ins Lichte, andererseits gebt ihr keinerlei Grübelei oder Angstgedanken Platz. Je nach Situation und was euch geeigneter erscheint, könnt ihr auch eure Vorstellungskraft einsetzen. So könnt ihr euch in Bildern ausmalen, wie ihr beim Einatmen Kraft, Energie, Liebe usw. aufnehmt und beim Ausatmen alles Negative ausatmet.

Wiederholt diese Übung mehrmals und so lange, bis ihr euch deutlich entspannter und ruhiger fühlt.

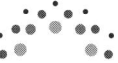

Atemtechnik-Klassiker

Atemübung 1: Atemzüge zählen

Zählen Sie beim Ein- und Ausatmen. Beispielsweise fünf Sekunden ein- und fünf Sekunden lang ausatmen. Es geht hier um das gleichmäßige, rhythmische Atmen. Das Einatmen sollte durch die Nase erfolgen, das Ausatmen durch den Mund.

Stellen Sie sich beim Einatmen vor, dass Sie wunderbare, frische, reine Luft aufsaugen, die dann Ihren ganzen Körper durchströmt. Mit einer Hand auf Ihrem Bauch atmen Sie tief in diesen hinein. Beim Ausatmen pusten Sie die dann verbrauchte Luft aus.

Atemübung 2: Länger ausatmen

Hier geht es darum, doppelt so lange die Luft auszuatmen, wie wir einatmen. Wenn Sie beispielsweise etwa fünf Sekunden lang einatmen, versuchen Sie dann, Ihre Ausatmung zehn Sekunden in die Länge zu ziehen. Einfach bewusst ganz langsam ausatmen. Diese Technik dient im besonderen Maße der Entspannung.

Atemübung 3: Anspannung und Entspannung

Für eine rasche Entspannung ist diese Technik auch hervorragend geeignet.

Spannen Sie, während Sie langsam einatmen, so viele Muskeln wie möglich an. Halten Sie dann kurz die Luft an. Dann ganz langsam ausatmen und alle Muskeln wieder entspannen.

Durch das kurze Anspannen der Muskeln wird Blut in die Gefäße gepumpt, und beim Lockern der Muskeln werden die Gefäße erweitert und es fließt dann mehr Blut. Das führt zu einem entspannten Gefühl und wohliger Wärme.

Wiederholen Sie diese Übung der An- und Entspannung in Kombination mit dem langsamen Ein- und Ausatmen, bleiben Sie noch etwas ruhig sitzen oder liegen und spüren Sie bewusst die Wärme in Ihrem Körper. Hierbei empfiehlt es sich, an etwas Schönes zu denken.

Wenn Sie die Übung nun beenden wollen, strecken Sie sich langsam – und schon sind Sie voll neuer Energie.

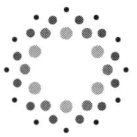

Am Anfang war das Wort

Alles ist Schwingung und befindet sich im immerwährenden Austausch. Dies bezieht sich auf ALLES-WAS-IST. Darum sind auch die von euch gedachten, ausgesprochenen, gesungenen und geschriebenen Worte von Bedeutung, insbesondere in Bezug auf euer Wohlbefinden. Je positiver ein Wort von seiner Bedeutung her ist, umso höher und heilvoller ist seine Schwingung, und demnach sind negative Worte von ungutem und niedrigem Energiefluss und wirken schädlich.

Die Einflussnahme von Worten beispielsweise auf das Element Wasser konnte von euren Wissenschaftlern, nicht zuletzt durch Zusammenarbeit mit der Geistwelt, nachgewiesen werden. Aber leider ist auch dies eines der Lebensgesetze, von denen die wenigsten unter euch Menschen wirklich wissen und von denen nur die Kenntnis erhalten, die auf der Suche nach den Wahrheiten des Lebens sind. Umso mehr freuen wir uns, wenn wir hier unter den Lesern dieses Ratgebers viele neue Lebensschüler begrüßen dürfen.

Eure Wahrnehmung wird zum größten Teil von eurem Verstand und euren fünf Sinnen gesteuert. Hinzu kommt, was euch an den Schulen, von den Eltern und der Gesellschaft vermittelt wird. Ihr wisst um die Wirkung von Worten, kennt ihre Auswirkungen auf Herz, Psyche und Geist beim Menschen, bei Tieren und auch auf Pflanzen. Doch alle Materie ist lebende Energie. Und wie das Wort "Schwingung" schon sagt, ist somit alle Energie in ständiger Bewegung und durchdringt, verbindet und verändert und beeinflusst alle Materie beständig. Wir möchten damit klarmachen, dass Worte nicht nur eine Wirkung auf euch ausüben, sondern z. B. auch auf den Raum, in dem ihr euch aufhaltet. Ihr könnt somit einen Raum, eine bestimmte Stelle im Zimmer oder einen Gegenstand, eine Pflanze usw. durch positive Worte in eine harmonischere Schwingung bringen – was wiederum einen Einfluss auf euer Wohlbefinden hat, da sie ihre positive Information weiterleiten, die Auswirkungen auf eure Zellen hat. Ihr werdet euch in einem Raum, in dem eine positive Energie vorherrscht, wesentlich wohler fühlen und eure Selbstheilung dadurch unterstützen.

Wir empfehlen daher, mehr auf eure Gedanken und Worte zu achten, besonders wenn ihr euch angeschlagen fühlt und es euch nicht gut geht. Wir wissen, wie schwer es manches Mal ist. Vielleicht übt ihr für einen Tag einmal, ganz bewusst zu beobachten, was ihr denkt und ausspricht. Zudem schlagen wir vor, dass ihr, wenn ihr ungute, negative Gedanken hegt oder solche Worte ausspricht, diese sofort mit einem positiven, guten Gedanken oder Wort ersetzt.

Um eine konstantere positive Schwingung zu erzielen, sind geschriebene Worte eine ideale Möglichkeit. So wundervolle Worte wie "Liebe", "Gesundheit" oder "Glück" könnt ihr überall, wo ihre Schwingung helfen soll, niederschreiben. Das Gleiche gilt für Zahlen und Symbole, deren Gebrauch bei vielen Völkern der Erde eine lange Tradition hat. Eure Urahnen wussten um die Wirkung bzw. Heilschwingung und machten sich die Zahlen für alle lebenswichtigen Bereiche zunutze.

Urvölker auf der Erde wissen auch um den heilenden Einfluss von Gesängen und Lauten auf den Körper und die Seele des Menschen. Durch die Dominanz der modernen Medizin ist auch diese wichtige Tatsache in den Hintergrund getreten. Aber eure Wissenschaftler bestätigen durch ihre Untersuchungen der neueren

Zeit, dass das Singen für den Gesundheitszustand eines Menschen erhebliche Verbesserungen bringen kann. Singen, ob alleine oder in einer Gemeinschaft, versetzt euch in wunderbare, positive Energien, und deren Vibrationen beleben eure Zellen.

Susanna

Bartholomäus erwähnte die wissenschaftliche Erkenntnis, dass Worte auf Wasser einen positiven Einfluss haben. Dies hatte ich bereits in "Kommuniziere mit Deinem Engel" beschrieben. Zur kurzen Erklärung: Der Parawissenschaftler Dr. Masuro Emoto aus Japan stellte fest, dass Wasserproben, die mit Worten wie "Liebe" versehen wurden, im gefrorenen Zustand unter dem Mikroskop völlig harmonische Kristalle zeigten, während diejenigen, die mit Worten wie "Hass" betitelt wurden, chaotische und disharmonische Kristalle aufwiesen.

Man kann sich die Ergebnisse von Dr. Emoto auch zunutze machen, indem man z. B. eine Wasserflasche mit positiven Worten versieht, ob auf dem Boden durch einen kleinen Zettel oder gar als Gravur. Es ist doch eine sehr schöne Vorstellung, harmonisch schwingendes Wasser zu trinken.

Auch habe ich einige normale Steine bemalt und sie mit je einem positiven Wort versehen (Liebe, Gesundheit); diese liegen nun auf meinem Tisch. Allein schon, wenn ich sie manchmal ansehe, habe ich ein Lächeln im Gesicht. Es gibt sicher viele Möglichkeiten, sich mit positiven Schwingungen zu umgeben. Ob wir Dekosteine, Bilder, Kalender, Karten ect. verwenden, ist dabei unwichtig.

Mir fällt auf, dass ich auch mehr darauf achte, welche Shirts ich trage. Da gibt es ja häufig welche mit Aufschriften, die ja nicht nur eine Aussage, sondern demnach auch ihren Einfluss haben. Und deshalb habe ich ein altes T-Shirt, das ich früher beim Joggen getragen habe, wieder hervorgeholt. Auf ihm steht in großen weißen Buchstaben: "Mir geht es gut." Damals war es mir oft unangenehm, es zu tragen, weil es mir sehr demonstrativ vorkam und die Blicke anderer auf sich zog, hin und wieder kamen auch nette Kommentare oder ein Lächeln. Alles in allem hat es eigentlich eine sehr positive Resonanz ausgelöst, und ich musste über diese auch häufig grinsen. Aber zu viel Aufmerksamkeit auf mich zu lenken, während man mal mehr oder weniger sportlich unterwegs ist, war mir dann auch peinlich. Aber jetzt hab ich es wieder hervorgeholt und trage es wieder, wenn meine Stimmung Unterstützung braucht. Hierzu fällt mir ein, dass man auch bei Tätowierungen gut darauf achten sollte, was man sich dauerhaft auf seiner Haut verewigt.

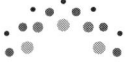

Musik, Singen, Töne und Laute

Man weiß, dass Musik auf das vegetative Nervensystem einwirkt. Wenn man sich mit beruhigender Musik umgibt, reagiert der Körper mit der Senkung des Blutdrucks, der Verlangsamung der Pulsfrequenz und der Entspannung der Muskulatur. Bei stimulierender Musik wird das Gegenteil bewirkt.

Beim Singen selbst sind heilende Faktoren beobachtet worden, wie die Verbesserung der Elastizität der Atemmuskulatur und des Lungengewebes, ein positiver Effekt auf das Kreislaufsystems sowie eine Anregung und Stimulierung aller Organfunktionen in der Bauchregion. Singen stimuliert zudem die Zirbeldrüse und bewirkt einen besseren Schlaf, es stärkt das Immunsystem, wirkt antidepressiv und baut Stress ab.

Heilende Töne, Klänge und Laute

Es gibt verschiedene Tonfrequenzen, die wissenschaftlich bewiesene Auswirkungen auf Körper und Geist haben. Sie können helfen, die aus dem Gleichgewicht geratenen Schwingungen im Körper wieder auszubalancieren und die ursprüngliche Harmonie wiederherzustellen.

Es werden spezielle DVDs mit entsprechenden Klängen zu verschiedenen Problematiken angeboten. Ich habe im Internet auch Anbieter gefunden, die kostenlos Downloads zur Verfügung stellen. Es gibt beispielsweise heilende Klänge, um sich zu erden, zur Sinnsuche, um Ängste zu transformieren, zum körperlichen Ausbalancieren und auch zur Bewusstseinserweiterung sowie Intuitionsschulung und vieles mehr.

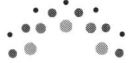

Schumann-Resonanz

Die Schumann-Resonanz bezeichnet die Frequenz bzw. die Schwingung der Erde. Neueste wissenschaftliche Forschungen ergaben, dass jeder Mensch über seine elektromagnetischen Felder in Resonanz mit der Erde und mit anderen Lebewesen tritt. Man hat festgestellt, dass Menschen, wenn sie zu lange von dieser natürlichen Resonanz getrennt sind (z. B. bei Langzeitaufenthalten in der Raumstation MIR), sogar krank werden.

Die intensivste der Schumann-Frequenzen liegt bei ca. 8 Hertz. Diese korreliert mit unserer Hirnfrequenz, wenn wir im Einschlafmodus sind. Diese 8-Hertz-Frequenz ist die tiefste der Erdfrequenzen und auch die einzige, die an den Theta-Bereich, also bis in unseren Schlaf hineinreicht. Ganz genau liegt bei 8 Hertz die Grenze zwischen Alpha-Wachbewusstsein und Theta-Traumbewusstsein. Dies ist auch die Phase, in der wir am empfänglichsten sind für andere Dimensionen. Auch weist das menschliche Gehirn während einer Meditation oder im entspannten Wachzustand eine Frequenz von 8 bis 12 Hertz auf.

Natürlich hat man sich dieses Wissen in der Esoterikszene zunutze gemacht, und es gibt eine große Auswahl an Schumann-Resonanz-Meditations-CDs. Ich habe einige getestet und kann dazu sagen, dass ein Entspannungszustand mittels einer solchen Begleitmusik sehr schnell erreicht werden kann und dass die Kommunikation mit der Geistwelt sehr intensiv war.

Es gibt immer mehr Energiearbeiter, die mit kosmischen Heilfrequenzen, z. B. mit Stimmgabeln bzw. Klanggabeln, arbeiten und gute Erfahrungen auf allen Seinsgebieten beschreiben. Körperliche und geistige Ungleichgewichte, Ängste sowie seelische

Themen können damit ausbalanciert und gelöst werden. Zudem wird gesagt, dass durch Klanggabeln die Selbstheilungskräfte bis in das tiefe Zellbewusstsein hinein aktiviert werden können.

In den jetzigen Zeiten des Aufstieges, den wir gemeinsam mit unserer Erde erfahren, sind wir großen Energieveränderungen ausgesetzt, und mit Hilfe von universellen Klängen können wir Disharmonien auf allen Ebenen besser wieder in Einklang bringen.

Zusätzlich können uns die natürlichen Frequenzen der Erde dabei unterstützen, unsere weitere spirituelle Entwicklung zu fördern und viele uns bereits innewohnende Fähigkeiten zu entwickeln. Diese spirituellen Gaben werden eine schnellere Integration erfahren können, weil wir durch sie eine leichtere Verbindung zu unserem Gesamtpotenzial gewinnen.

Unser Planet pulsiert achtmal in der Sekunde. Eine Potenz von 8 ist u. a. die Zahl 432. Werden Musikinstrumente auf 432 Hertz gestimmt, so kann die Musik so heftig sein, wie sie will, es entsteht eine Harmonik. Bei auf 432 Hertz gestimmter Musik ist man mit seinem Körper und der Erde im Einklang. Bis zu den 50er-Jahren war der Kammerton aller Musikstücke auf 432 hz genormt. Dann wurde von der ISO (International Organization for Standardization) der Kammerton A auf 440 hz genormt, was nicht mehr mit der Erdschwingung resoniert. Durch das zunehmende Erwachen der Menschen im spirituellen Bereich hat man mittlerweile die Möglichkeiten geschaffen, sich seine Musik mit einem dafür geeigneten Konvertierer auf 432 Hertz zu stimmen.

Es gibt noch viele andere Möglichkeiten, um mit Tönen und auch Lauten zu arbeiten, z. B. mit Mantras. Ich habe eine Sechs-Laute-Methode gefunden, welche eine Übungsform darstellt, in der die Atmung in Kombination mit sechs Lauten geübt wird. Diese Methode ist unter zahlreichen Namen bekannt und wird in vielen unterschiedlichen Varianten praktiziert. Es gibt die stille (tonlose) und eine hörbare Variante, eine mit und eine ohne körperliche Bewegung. Die Besonderheit der Sechs-Laute-Methode besteht darin, dass durch diese speziellen Lautartikulationen bestimmte Vibrationen erzeugt werden, die auf bestimmte Körperbereiche und Organe, aber auch auf den gesamten Körper wirken. Dadurch kann der Schwingungsfluss reguliert werden, Störungen und Blockaden können zudem günstig beeinflusst werden. Zu diesem Thema habe ich auch gute Videos auf YouTube entdeckt, die sich sehr gut für Einsteiger eignen. Man erfährt die Vorgehensweise und wie die Laute richtig ausgesprochen werden.

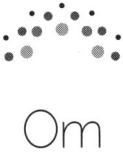

Om

Esoterikinteressierte assoziieren die Silbe Om mit Meditation, Entspannung und Ruhe, Skeptiker und Desinteressierte hingegen machen sich gerne darüber lustig und belächeln Menschen, die mit Om-Mantras arbeiten. Om ist ein Laut, der seit Jahrtausenden verwendet wird, um Körper, Geist und Seele in Harmonie zu bringen. Letztlich sind alle Klänge des Universums zurückzuführen auf Om. Das Schriftzeichen aus dem Sanskrit besteht eigentlich aus den drei Buchstaben A, U und M. Alle drei Buchstaben verkörpern einen Zustand des Lebens. Das A steht für die Geburt, U für das Leben und M für den Tod. Deshalb zollen wir mit dem Om allen drei Aspekten des Lebens unseren Respekt.

Eine weitere Bezeichnung für das Mantra Om ist Pranava, die Urenergie. Die Bedeutung und Wirkung von Om wurde bereits in einer der ältesten Schriften der Menschheit (Mandukya Upanishad) beschrieben.

Das Singen von Om bringt den Körper in harmonische Schwingungen, welche sich von unten nach oben ausbreiten. Die Rezitation der Silbe Om führt zu innerer Ruhe und verhilft zu Freude. Das fünf- bis zehnminütige Singen von OM kann aus depressiven Stimmungen herausholen. Die Chakren werden angeregt, und das Energiefeld der Aura wird ausgedehnt, zu spüren durch ein Gefühl der Weite, der Verbundenheit, der Liebe.

Meditation mit Om

Sitze ruhig und gerade.

Atme ein paar Mal tief ein und aus. Wiederhole dabei "OM" beim Einatmen, "OM" beim Ausatmen.

Lass den Atem sanft ein- und ausströmen. Wiederhole weiter "OM" beim Ein- und Ausatmen.

Konzentriere dich auf den Punkt zwischen den Augenbrauen oder auf die Herzgegend. Spüre dort den Klang von Om.

Dann schließe die Augen und fahre so mit der Meditation fort. Genieße diese wunderbare Erfahrung von Ruhe, von Energie, von Verbundenheit – so lange, bis du gefühlsmäßig bereit bist, die Meditation zu beenden.

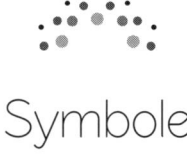

Symbole

Genau wie Worte verfügen auch Symbole über eine energetische Wirkung. Seit Urzeiten werden Symbole von Menschen genutzt, und sie können gezielt eingesetzt werden, um ihre Energie für sich wirken zu lassen, z. B. für innere Ausgeglichenheit oder Harmonie. Der Glaube an die Wirkung der Symbole reicht weit in die Vergangenheit zurück, das Wissen um Symbole geriet in Vergessenheit, aber sie werden auch heute noch verwendet.

Die Erwähnung der Symbole soll als Anregung dienen. Nutzen Sie am besten Ihre Intuition, um Ihr persönliches Symbol für sich auszuwählen.

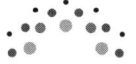

Heilen mit Zahlen

Modernes Heilen mit Zahlen basiert auf Erkenntnissen der Quantenphysik. Nachweislich haben Zahlen, genau wie Worte und Symbole, Einfluss auf die Materie. Mit der richtigen Schwingungsenergie werden am lebenden Organismus Heilimpulse ausgelöst.

Energetische Heiler haben Zahlenreihen für bestimmte Beschwerden entwickelt, wie zum Beispiel der russische Geistheiler Grigori Grabovoi, ein Akademiker und Mathematiker, der von der Russischen Akademie der Naturwissenschaften mit einer silbernen Medaille für die Entwicklung der Medizin und des Gesundheitswesens ausgezeichnet wurde. Er definiert Krankheit und Gesundheit folgendermaßen:

"Eine Krankheit ist eine Nichtübereinstimmung der Wünsche, der Bedürfnisse, mit den existierenden Aufgaben in der Welt. Krankheit muss man vom Gesichtspunkt der harmonischen Beziehungen in der Welt betrachten. Wenn irgendwo und in irgendetwas die Harmonie verletzt wird, so entsteht ein Unwohlsein."

"Gesundheit ist ein Zustand der Realität, bei dem die Beziehungen zwischen dem Menschen und der äußeren Welt in größtmöglicher Harmonie sind. Gesundheit ist aber nicht nur der physische Zustand. Sie ist sowohl ein moralisches als auch ein soziales und sogar ein politisches Phänomen. Gesundheit ist ein System der Beziehungen, in dem der gesunde Körper existiert."

Es gibt viele Möglichkeiten, wie Sie Heilzahlen auswählen können, beispielsweise können Sie Ihren Engel bitten, die richtige

Heilzahl durchzugeben. Die Zahlen, die Ihnen dann in den Kopf kommen, sind Ihre individuellen Zahlen. Bei Interesse an dieser Technik bitte ich, sich selbst in der Literatur umzusehen. Mittlerweile gibt es zu diesem Thema auch eine gute Auswahl. Einfachheitshalber habe ich einige Heilungszahlen, die G. Grabovoi ermittelt hat, für Sie rausgesucht. Sie können die vollständigen veröffentlichten Zahlenlisten auch im Internet finden.

Arthritis	8111110
Augenkrankheiten	1891014
Asthma bronchiale	8943548
Atemwegserkrankungen	5823214
Bewegungserkrankungen	514218873
Blutdruck, hoher	8145432
Blutdruck, niedriger	8143546
Bronchitis, akut	4812567
Durchfall	81234574
Gastritis, akut	4567891
Gelenkerkrankung	5421891
Blasenentzündung	48543211
Hormone, allgemein	5148212
Kopfschmerzen	4818543
Herzrhythmusstörungen	8543210
Herzschmerzen	8124567
HNO-Krankheiten	1851432
Infektionskrankheiten	5421427
Kopf- und Nackenverspannung	8421432

Migräne	4851485
Nervenkrankheiten	148543293
Psychische Krankheiten	8345444
Rheumakrankheiten	8148888
Schlafstörungen	514248538
Schnupfen	5189912
Übergewicht	4812412
Verstopfung	5484548
Verdauungskrankheiten	5321482
Wirbelsäulen- oder Nackenprobleme	5481321
Öffnung des Dritten Auges und Hellsichtigkeit	881881881
Erweiterung des Bewusstseins	1888888...9...1

(Zuerst auf 1888888 konzentrieren, dann auf 9 und dann auf 1.)

Verbesserung des Gedächtnisses	5893240
Entwicklung höherer Intuition	35986

•• ◉ ••

Einige Anwendungen der Zahlenreihen

- auswendig lernen
- aufschreiben und immer wieder lesen
- Zahlen laut aufsagen, Zahl für Zahl
- auf ein Stück Papier schreiben und ein Glas mit Wasser daraufstellen, einige Stunden einwirken lassen und dann trinken
- Man kann sie in die Geldbörse, Jackentasche, Handtasche usw. legen und immer bei sich tragen.

- an die Wände, den Kühlschrank, an Türen usw. hängen
- ein Blatt mit der Zahlenreihe unters Kopfkissen legen
- mit einem speziellen Hautstift Zahlen auf die Haut schreiben

Während man sich auf eine Zahlenreihe konzentriert, sollte man immer an das positive gewünschte Ergebnis denken.

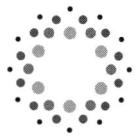

Farben sind das Lachen der Natur

Schaut euch die Farbenpracht der Natur an, sie ist so wundervoll in ihrem Erscheinen und kann nur von der Anderswelt in ihrer Kraft und in ihrem Ausdruck übertroffen werden. Farben sind eine lebendige Kraft und haben einen sehr großen Einfluss auf euer Wohlbefinden. Doch leider macht ihr euch das nur wenig bewusst. Würdet ihr den Farben mehr Bewusstheit geben, dann wäre eure Welt, wie ihr sie gestaltet, wesentlicher bunter. Ihr erkennt zwar an, dass jede Farbe ihre psychologische Wirkung hat, aber nur wenige leben danach. Und obgleich ihr auch über Farbtherapien verfügt, so sind diese nur für wenige von Belang. Auch bei eurer Kleidung geht ihr nicht danach, was eine passende und heilsame Farbe für euren Gesamtzustand ist. Die meisten von euch haben eine Lieblingsfarbe, und diese ist meist auch eine zum Menschentyp gehörende. Aber dies besagt nicht, dass sie immer die richtige ist. Wir erwähnen hier die Kleiderfarbe im Besonderen. Ihr präsentiert mit der Wahl der Farbe einen Teil eures Selbst. In den allermeisten Fällen wählt ihr die Farbe nicht nach diesen Kriterien aus, sondern ihr wählt eine Farbe, die z. B. eure ungute körperliche, geistige oder seelische Verfassung verstärkt.

Wir erinnern euch daran, dass alle Farben eure Zellen beeinflussen und somit euren Geist, eure Psyche und euren Körper. Darum möchten wir euch den Rat geben, bewusster mit Farben umzugehen. Überlegt, welche Farbe in euch gute Gefühle auslöst. Wählt an Tagen, an denen ihr körperlich gefordert seid, eine Farbe, die euch energetisch auflädt und Kraft schenkt. Braucht ihr mehr Ruhe und Entspannung, kleidet euch dementsprechend. Braucht euer Gemüt Aufhellung, fragt euch: Welche Farbe kann aufheitern? Seid ihr unsicher, welche Farben euch helfen können, und eure innere Stimme versagt ihren Dienst, dann hilft vielleicht eine Farbliste, in der die allgemeingültigen Farbbedeutungen erklärt werden.

Das Gleiche könnt ihr auf alles übertragen. Schaut euch um und entscheidet, ob ihr euch mit den richtigen Farben umgebt.

Es gibt viele Möglichkeiten, um mit Farben als Heilmittel zu arbeiten. Einige Beispiele hat euch Susanna zusammengestellt.

Susanna

Hier finden Sie eine Farbliste, die ich unter spirituellen Gesichtspunkten zusammengestellt habe. Sie soll Ihnen helfen, die richtige Farbauswahl treffen zu lernen, falls Sie Bartholomäus' Ratschlag zur Farbwahl befolgen wollen. Ich beschränke mich auf die Farben, die den Chakren des menschlichen Körpers zugeschrieben werden, auf einige Mischfarben sowie auf Schwarz und Weiß.

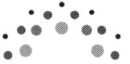

Farbliste

Rot
Allgemein: Energie, Leidenschaft, Macht und Leben
Spirituell: spirituelle Energie und Stärke
Mental: Extraversion, Macht, Autorität, Stress
Emotional: Leidenschaft, Temperament, Aggression, Ärger, Frustration
Körperlich: Sexualität, Fortpflanzungsorgane, Kreislauf
Heilwirkung: für mehr Vitalität, Energie, Aktivität, Sexualität, fördert die Hämoglobinbildung, stärkt die Lebertätigkeit, wärmt, regt den Stoffwechsel an, harmonisiert das Wurzelchakra

Rosa
Allgemein: bedingungslose Liebe und Fürsorge
Spirituell: Liebe deine Mitmenschen, weibliche Energie, Mitgefühl, Zerbrechlichkeit, Selbstverachtung
Mental: Liebe, Platzangst, Ärger
Emotional: Liebe, Fürsorge, Geborgenheit, Heilung des inneren Kindes, erdrückende Liebe, Blindheit
Körperlich: Kopf, Augen, Taubheit, Hormonsystem
Heilwirkung: für Lärm und Menschenansammlungen, hilft, einfühlsamer und liebevoller zu werden, mehr Fürsorglichkeit und Nächstenliebe zu

entwickeln, beruhigt die Gemüter, gleicht das Herzchakra aus

Orange
Allgemein:	Abhängigkeit/Unabhängigkeit, Schock, Trauma, tiefe Einsicht sowie großes Entzücken
Spirituell:	Individuation, Einsicht, Hingabe, Zugehörigkeitsbedürfnis
Mental:	Weisheit, Unentschiedenheit, Ausdauer, tiefe Einsicht, Mangel an Selbstvertrauen, Abhängigkeiten
Emotional:	Geselligkeit, instinktive Weisheit, Freude, Erregung, Schock, Trauma
Körperlich:	Eierstöcke, Milz, Gallenblase, Dick- und Dünndarm, Hoden, Prostata
Heilwirkung:	Selbstwertgefühl entwickeln, für mehr Lebendigkeit, fördert die Lust am Lernen, löst Gase und Blähungen, harmonisiert die Magentätigkeit, lindert Krämpfe und Muskelkrämpfe, hilfreich bei Schocks und bei Trauer, gleicht das Nabelchakra aus

Gold
Allgemein:	Weisheit und tiefe Angst
Spirituell:	Heiligkeit, Gerechtigkeit, Weisheit, Schönheit
Mental:	Weisheit, Charisma, Täuschung, Betrug, falsche Bescheidenheit
Emotional:	Sehnsucht, Beständigkeit, Frieden, Ekstase, Gier, Verwirrung
Körperlich:	Haut, Eingeweide, Nerven, Rückgrat

Heilwirkung: stärkt Lebenskräfte und Selbstwertgefühl, fördert die spirituelle Entwicklung, öffnet kosmische und göttliche Bereiche, balanciert das Nabelchakra und den Solarplexus aus

Gelb

Allgemein: erworbenes Wissen

Spirituell: Wille und erworbenes sowie erlerntes Wissen

Mental: Intellekt, Stimulation, Verwirrung, Unsicherheit

Emotional: Lachen, Freude, Wärme, Ehrgeiz, Angst, Feigheit, Nervosität, Depression

Körperlich: Zentralnervensystem, Leber, Nieren, Milz, Gallenblase, Verdauung

Heilwirkung: für Mut, Wissen und Intellekt, unterstützt die Suche nach der Wahrheit, hilft dabei, sich zu konzentrieren, Gedanken zu ordnen, stärkt die mentale Kreativität, regt Darm und Bauchspeicheldrüse an, wirkt positiv auf Leber, Nieren, Milz und Galle, hilfreich bei Haut- und Nervenproblemen, hilft, Würmer und Parasiten auszutreiben, fördert den Lymphfluss, gleicht den Solarplexus und den Mentalkörper aus

Oliv

Allgemein: Raum für Klarheit und Weisheit schaffen, weibliche Führungsqualitäten

Spirituell: Klarheit auf dem Weg, Fähigkeit, über sich selbst lachen zu können

Mental: Ausrichtung, Harmonie, Unrast, Verfolgung

Emotional: Selbstliebe, Führungsqualitäten, Misstrauen
Körperlich: Gallenblase, Dickdarm, Lunge
Heilwirkung: beruhigend, klärt den Geist, harmonisiert Galle und Dickdarm

Grün

Allgemein: Raum und Wahrheitssuche
Spirituell: Heilung, Mitgefühl, Erdbewusstsein, Regeneration
Mental: Ausgeglichenheit, Gleichgewicht, Unterscheidungsfähigkeit, Großzügigkeit
Emotional: Ruhe, Freiheit, Offenheit, Neid, Eifersucht
Körperlich: Herz, Lunge, Haut, Thymusdrüse
Heilwirkung: seelische Ausgewogenheit und Harmonie, hilft, die Energien zu sammeln und zu harmonisieren, Schutz vor Gedankeneinflüssen, wirkt antiseptisch, regt die Hypophyse an, gleicht das Herzchakra aus und harmonisiert den Emotionalkörper

Türkis

Allgemein: Massenkommunikation, Kommunikation
Spirituell: Karma, Weite, Stabilität
Mental: Kommunikation durch Medien und Kunst, Idealismus, Begabung für Technik
Emotional: Intuition, Gefühlsausdruck, Mitgefühl und Empathie
Körperlich: Herz, Kehle, oberer Rücken
Heilwirkung: um sich zu beruhigen, klärt und stärkt das Wahrnehmungsvermögen, bildet das Ausdrucksvermögen aus, fördert die sprachliche

Blau

	Mitteilungsfähigkeit, wirkt harmonisierend, hilft dabei, Gefühle zu zeigen, und hilft bei Elektrosmog
Allgemein:	Kommunikation und Frieden
Spirituell:	Göttlichkeit, Glauben, Wasser, Schutz, Einsamkeit
Mental:	Diplomatie, Wille, Führung, Introversion, Autorität, Klugheit
Emotional:	Ruhe, Beruhigung, Heiterkeit, Intuition
Körperlich:	Kehle, Schilddrüse, Nackenprobleme
Heilwirkung:	zur Beruhigung, sorgt für einen ruhigen Schlaf, die eigene Mitte finden, fördert die Ausdrucksweise, fördert die seelische Reinheit, verhilft zur Konzentration, kann den Blutdruck senken, fördert die Fiebersenkung, lindert Entzündungen, balanciert das Halschakra aus und hilft dabei, Ängste loszulassen

Königsblau

Allgemein:	Wissen, warum man hier ist
Spirituell:	Weiblichkeit, Mystik, Drittes Auge
Mental:	Effektivität, höhere Geistesfunktionen, innere Kommunikation, Isolation, Abgetrenntheit
Emotional:	Nüchternheit, Objektivität, Distanz, Ehrfurcht, Alleinsein, Depression
Körperlich:	Hirnanhangsdrüse, Auge, Nase, Ohren
Heilwirkung:	Wahrnehmungssteigerung, unterstützt die Gabe des "zweiten Gesichts", verstärkt den

Energiefluss zwischen Bewusstsein, Unter- und Überbewusstsein, harmonisiert eine hyperaktive Schilddrüse, lindert Hämorrhoiden, harmonisiert die Atmung, wirkt beruhigend, harmonisiert das Stirnchakra

Violett
Allgemein: Heilung, Dienen, Spiritualität
Spirituell: Heilung, Abschluss, Individualismus
Mental: Grübelei
Emotional: Leiden, Trauer, innere Ruhe
Körperlich: Hirnplatten, Schleimproduktion
Heilwirkung: Reinigung und Heilung auf allen Ebenen (körperlich, emotional, mental), fördert die Spiritualität und Intuition, hilft bei Migräne, reinigt den Organismus, fördert die Leukozytenbildung, wirkt beruhigend auf den Herzmuskel und andere Muskel, harmonisiert die Bauchspeicheldrüse und die Lymphdrüsen

Magenta/Pink
Allgemein: Liebe zu den alltäglichen Dingen
Spirituell: göttliche Liebe
Mental: Harmonie, Respekt, Präzision, Tod und Übergang
Emotional: Harmonie und Ruhe ausstrahlen, Glückseligkeit, Heilung, Verzweiflung, Kummer, Melancholie
Körperlich: Hormonsystem, Geschlechtsorgane
Heilwirkung: stärkt vorhandene mediale Fähigkeiten, Ausgleich bei emotionalen Ausbrüchen, balan-

ciert das Hormonsystem, fördert den Blutkreislauf, wirkt auf das Kronen- und Basischakra

Weiß
- Allgemein: Leiden und das Verstehen von Leiden
- Spirituell: Klarheit, Transparenz, Weite, Leere, karmisches Vergeben
- Mental: Weite, Leere, Klarheit
- Emotional: Entschlossenheit, Klarheit
- Körperlich: bringt Licht in den gesamten Körper und in alle Chakren
- *Heilwirkung:* zur allgemeinen Heilung und Reinigung des Körpers, um sich dem Licht zu öffnen und mehr Licht aufzunehmen, unterstützt das Streben nach Vollkommenheit, bringt Licht in alle Haupt- und Nebenchakren

Schwarz
- Allgemein: Schutz, Trauer, Tod
- Spirituell: Distanz, Verborgenheit, Unwissenheit, Würde, Eleganz, Sicherheit
- Mental: Selbsterkenntnis, Geistesgegenwart
- Emotional: innere Stärke, Tyrannei, Vorurteile, Kompromissunfähigkeit
- Körperlich: Wirbelsäule, Knochen, Blut
- *Heilwirkung*: Schutz vor äußeren Energien

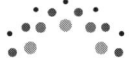

Verschiedene Möglichkeiten, mit Farben zu heilen

Farbmeditation

Die Farbmeditation ist eine leicht durchzuführende Meditation. Entscheide dich zuvor für die Farbe, mit der du arbeiten willst.

Setze oder lege dich bequem hin. Schließe die Augen und konzentriere dich auf deine Atmung, atme bewusst und gleichmäßig tief ein und aus, so lange bis du dich entspannt fühlst.

Stelle dir nun vor, wie um dich herum eine Farbkugel entsteht, in der Farbe, die du dir ausgesucht hast. Sie wird größer und größer, umhüllt dich. Sie ist überall um dich herum und auch in dir. Jede einzelne Zelle deines Körpers ist von dieser Farbenergie durchdrungen. Du fühlst dich warm und geborgen und dir ist bewusst, wie die positive Farbenergie dich erfüllt, schützt und bestrahlt, innen wie außen.

Versuche, diese Vorstellung etwa fünf Minuten lang aufrechtzuerhalten. Du solltest ein Gefühl von Wohligkeit und Leichtigkeit spüren. Dann ist es auch schon geschafft. Öffne die Augen.

Du kannst die gleiche Meditation auch mit Hilfe deines Schutzengels oder eines Erzengels erleben, indem du diesen einlädst und ihn bittest, dir die Farbkugel zu schicken.

•• • ••
Mit Farbe bestrahlen

Diese Methode eignet sich besonders auch bei körperlichen Beschwerden. Infrarotlicht ist hier nicht gemeint.

Um Farben zum Bestrahlen nutzen zu können, braucht man eine Lampe und eine Glühbirne in passender Farbe. Es genügt aber auch ein transparentes Farbpapier. Achten Sie hier aber darauf, dass es nicht zu nahe an die Glühbirne kommt. Das Licht lässt man auf die betroffene Stelle scheinen oder auf die Füße. Wichtig ist, dass eine ungefähre Entfernung von 40 Zentimetern zur Lichtquelle besteht. Die Körperstelle sollte unbekleidet sein. Die Bestrahlung sollte nie länger als 15 Minuten dauern. Bei der Farbe Rot empfiehlt sich die Hälfte der Zeit.

•• • ••
Farben über die Ernährung zu sich nehmen

Die meisten Farben können wir auch über unsere Nahrung zu uns nehmen. Manchmal hilft schon das, um das Wohlbefinden zu verbessern. Zudem sind ja alle farbigen Lebensmittel sehr gesund ...

Rote Farbstoffe sind in:
Äpfeln, Kirschen, Erdbeeren, roten Pflaumen, Stachelbeeren, Himbeeren, Radieschen, Tomaten, roter Paprika, Roter Bete, Rotkohl

Orange Farbstoffe sind in:
Orangen, Mandarinen, Aprikosen, Mangos, Melonen, Kürbissen, Karotten

Gelbe Farbstoffe sind in:
Bananen, Grapefruits, Feigen, Pfirsichen, Ananas, Pflaumen, Rhabarber, Zitronen, gelben Paprika, Mais, Senf, Leinöl

Grüne Farbstoffe sind in:
grünem Gemüse, Bohnen, Salat, Brokkoli, Oliven, Erbsen, Spinat, Avocados, Weintrauben, grüner Paprika

Blaue Farbstoffe sind in:
Pflaumen, Weintrauben, Blaubeeren, Holunder

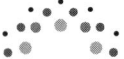

Die Farben der Erzengel

Engel und Farben sind untrennbar miteinander verbunden. Sie wirken über die verschiedenfarbigen Lichtenergien und hüllen unsere Aura in wunderschönes Licht. Anhand der Farben in der Aura kann man den Gesamtzustand eines Menschen erkennen.

Engel werden bestimmten Farben zugeordnet. In der Literatur findet man verschiedene Angaben hierüber. Ein Autor beschreibt die Engelstrahlen von Michael als rot, der nächste als blau. Solche unterschiedlichen Beschreibungen sind wohl auf die jeweiligen individuellen Wahrnehmungen zurückzuführen, auf religiöse Hintergründe oder Meinungen, insofern erfolgt die nachfolgende Auswahl der Farben ganz nach meinem Empfinden und mit dem Segen von Josefine.

Josefine: Wir Engel erscheinen immer in der Farbe, die zur jeweiligen Zeit- und Energiequalität des Menschen passt und benötigt wird und/oder bei bewusster Wahrnehmung seinen Vorstellungen entspricht. Ob diese geprägt ist durch farbliche Vorlieben oder Beeinflussungen von außen spielt keine Rolle. Habt also keine Sorge, wenn ihr eure Erzengel oder Engel bittet, euch in einen Lichtkegel in einer nicht zur Situation passenden Farbe zu hüllen, es wird euch immer die richtige, die helfende und schützende Lichtenergie gesandt. Die Lichtfarben der Erzengel sind euch überliefert worden, und sie passen zu euren allgemein bekannten spirituellen Farbinterpretationen, welche auch ihre Gültigkeit besitzen.

Jeder Erzengel hat seinen individuellen und ganz bestimmten Aufgabenbereich. Für die Erfüllung ihrer Aufgaben werden sie von den anderen Engeln des Lichtes unterstützt. Sie wirken im göttlichen Auftrag als Boten, um uns Menschen bei der Erfüllung des göttlichen Planes zu helfen. Je nach Religion werden neben den aufgeführten Erzengeln noch andere benannt. Ich habe mich auf die im esoterischen Bereich meistgenannten beschränkt.

Erzengel Michael

Erzengel Michael bringt seine Energie mit einem **blauen Lichtstrahl** auf die Erde. Er gibt uns Kraft in schweren Zeiten und begleitet uns auch auf schwierigen Wegen. Er beschützt dich und gibt dir Mut und Kraft bei allem, was du brauchst. Die Bänder der Vergangenheit trennt er von dir, um Altes loszulassen und unbeschwert neu anzufangen.

Erzengel Gabriel

Erzengel Gabriel sorgt mit seinem **weißen/rosa** Lichtstrahl für Reinheit, Klarheit, Neubeginn und Auferstehung (Empfängnis, Schwangerschaft, Geburt, Tod). Das Verborgene bringt er ans Licht und hilft auch dabei, deine Visionen und Träume zu verstehen sowie Trost zu erhalten.

Erzengel Raphael

Er steht mit seinem **grünen** Lichtstrahl für Heilung auf allen Ebenen und in allen Bereichen. Er spendet Trost und schließt äußere wie innere Wunden. Raphaels Energie ist weich, umhüllend, heilend, klärend, reinigend, aufbauend, erneuernd. So ist er zuständig für die Regeneration und Heilung von Körper, Geist und Seele.

•• ● ••
Erzengel Uriel

Er hilft uns Menschen mit seinem **roten, gelben und weißen** Licht. Er steht uns bei, damit wir uns erden können. Das rote Licht bringt Stabilität, Stärke, Tatkraft, mit dem gelben Licht kommt Lebensfreude auf und es stärkt bei Müdigkeit, Lustlosigkeit und fehlendem Selbstvertrauen. Er verbindet mit dem weißen Licht den Menschen mit dem göttlichen Licht, er ist ein Engel der Wahrheit und der Erleuchtung.

•• ● ••
Erzengel Zadkiel

Er unterstützt uns mit seinem stark transformierenden **violetten** Lichtstrahl, der negative Energien an Körper, Geist oder Seele in positive Lebensenergien umwandelt. Seine violette Flamme erlöst uns von Schattenanteilen, Ballast und selbstauferlegten Begrenzungen, um tiefer in die Spiritualität einzutauchen. Das violette Licht schwingt sehr hoch und hebt die eigene Schwingung an.

•• ● ••
Erzengel Jophiel

Er erhellt und erleuchtet mit seinem **goldgelben** Lichtstrahl. Er ist der Engel der Erleuchtung, Weisheit und Beständigkeit. Er gibt Halt für Suchende mit irdischen Problemen, die einer Lösung bedürfen. Er hilft dir, die Schattenseiten zu erkennen und sie in das Licht zu stellen, damit sie heilen können.

Erzengel Chamuel

Hilft dir mit einem Lichtstrahl aus **rosa bis rubinrotem Licht**, wenn du Ängste hast oder Probleme mit anderen Menschen. Er hilft dir, Blockaden zu lösen und deine Lebensfreude zu steigern. Er verbindet dich mit deinem Herzen, damit du Liebe fühlen kannst. Die Liebe überwindet alle Verletzungen, Trennung, Wut und Streit.

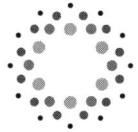

Das rechte Essen heilt

Zur gesunden Ernährung könnten wir Bücher füllen, da es mit Zunahme der Wahrnehmung ein immer wichtiger werdendes Thema für euer Leben sein wird und ihr zu der Erkenntnis kommen werdet, was gute, gesunde und was falsche und krankmachende Nahrung ist.

Aber dies würde den Rahmen sprengen, und wir belassen es dabei, euch daran zu erinnern, dass alle biologische Kost im frischen Zustand die gesündeste Nahrung für euch ist. Alles, was ihr verspeist, ist Lebensenergie. Und deshalb findet ihr die höchste Lebenskraft in allem, was die Natur zu bieten hat, wie z. B. Früchte, die direkt und unbehandelt nach dem Pflücken gegessen werden. Gekochte Nahrung verliert an Energie. Gefrorenes und im Mikrowellenherd erwärmtes Essen weist sehr niedrige Lebensenergien auf. Es liegen ausreichend Informationen über natürliches und gesundes Essen vor, viele wurden durch uns Geistwesen vermittelt. Unser Rat bezüglich der Nahrung ist ganz einfach zusammenzufassen: Alles, was die Natur hervorbringt und was so belassen wird, ohne Zusatzstoffe jeglicher Art, ist gut für euch. Die Erde bietet euch reichlich. Bedenkt auch, dass durch den langen Transport von Nahrungsmitteln, durch langes Lagern und die Verarbeitung ein großer Teil der positiven Lebensenergie verloren geht. Deshalb raten wir auch, die Früchte aus dem eigenen Land, dem eigenen Gebiet und dem eigenen Anbau vorzuziehen.

Aber die niedrigsten Lebensenergien stammen von aller Art Tierprodukten sowie von Tieren, welche gelitten haben. Und wir verkünden euch nichts Neues, denn ein jeder weiß um das Leid der Tiere, die ihr esst; ihr esst die Energie von Leid. Auf der ganzen Welt geschieht großes Leid durch euren Umgang mit euren Tieren. Ihr tut ihnen Gewalt an, fügt ihnen unglaubliche Schmerzen zu und verdrängt dabei, dass sie wie ihr eine Seele haben, genauso Schmerz und Leid empfinden wie ihr. Tiere sind stark instinktive, emotionale Wesen, die kein Unrecht kennen. Sie sind seelisch sehr rein, und es gibt sehr viele von ihnen, die für euch negative Energien übernehmen und sich euch zur Verfügung stellen. Es ist mit ihre Aufgabe, euch zu erinnern, dass alles Leben denselben Ursprung hat. Schaut euren Tieren in die Augen und ihr erkennt euch selbst in ihnen wieder. Wieso also tut ihr euch das alles an? Erst wenn alle wirklich den Mut haben und "schauen", nicht verdrängen und wegsehen, erst wenn pure Liebe ungestört durch alles fließen kann, erst dann hört die Vernichtung, Zerstörung und Selbstzerstörung alles Lebens auf Erden auf. Wir sagen euch, durch die hohen neuen Energien wird die Ego-Angst, die bislang in eurer Welt herrscht, dem Mut weichen müssen. Die Liebe wird alles mehr und mehr durchdringen und den Thron einnehmen.

Fleisch ist kein gesundes Nahrungsmittel für euch Menschen. Aber euer Verhältnis zu Tieren und euer diesbezügliches Gedankengut ist auch dem Wandel unterworfen und ihr erwacht zu lichteren Menschen, die immer mehr erkennen, wie sehr sie sich mit Fleisch selbst schaden, denn dessen Schwingungen sind von niederer Natur und halten euch auf unteren Ebenen materiell gefangen, was auf Dauer die Zerstörung derselben zur Folge hat. Ein lichter werdender Körper kann das tierische Eiweiß und seine Proteine, die allesamt mit leidvoller Energie getränkt sind, nicht mehr verarbeiten. Ein lichter werdender Geist wird auch aus ethisch-moralischen Gründen nicht mehr gewillt sein, Tieren Leid zuzufügen.

Alle Energien, mit denen ihr euch umgebt und die ihr verzehrt, haben Auswirkungen auf euch. Ist die Energie lichtvoll, voll vitaler Lebenskraft, dann stärkt sie euch in jeder Hinsicht. Sie unterstützt den Lichtkörperprozess und macht euch medial empfänglicher. Ist die Energie dunkel und destruktiv, fast tot, dann schwächt sie euch und verschließt den Zugang zur göttlichen Verbindung.

Möchtet ihr genauer wissen, was in bestimmten Lebenssituationen das Richtige für euch ist bzw. was euch helfen kann, bestimmte Symptome oder Beschwerden zu lindern oder zu überwinden, dann raten wir, euch an die innere Führung zu wenden. Fragt die Engel, was gut für euch ist, denn dies kann in den Übergangszeiten individuell ganz unterschiedlich sein. Die einen reagieren beispielsweise auf künstliche Zusatzstoffe sensibler als andere. Koffein kann bei vielen die spirituellen Kräfte stark blockieren, aber es gibt auch hier Ausnahmen und dies hat mit dem Typus von Mensch zu tun. Eure beschützenden Engel erkennen und wissen, was ihr zu bestimmten Zeiten mehr oder weniger benötigt oder was euch schadet und beispielsweise euren Beschwerden zuspielt. Eine gesunde, ausgewogene Ernährung ist ja nicht nur für euren körperlichen und geistigen Zustand, sondern auch für eure Gemütslage enorm wichtig. Denn ein Defizit an bestimmten Nährstoffen kann zu Niedergeschlagenheit und Depressionen führen.

Ihr seht, wie wichtig der Kontakt zu euren Engeln ist. Verzagt nicht, wenn ihr nicht immer sofort die Antwort versteht, nicht hört oder sie nicht als solche erkennt. Es gibt immer eine Antwort. Bleibt immer auf Empfang nach eurer Frage. Passende Zeichen über verschiedene Wege weisen euch den richtigen Weg. Vielleicht hört ihr übermäßig häufig über verschiedene Kanäle etwas, was zur Frage passt. Seid ihr unsicher, verlasst euch auf euer inneres

Gefühl oder fragt nochmals nach. Ihr werdet immer auch eine Bestätigung und eine erneute Antwort bekommen. Wichtig ist, dass ihr euch mehr selbst vertraut. Alle Menschen können mit uns sprechen und uns hören, die meisten sind hellsichtig, hellhörig und hellfühlend, aber ihr glaubt euren Gedanken, Bildern und Gefühlen nicht genug. Ein wichtiges Indiz, dass ihr eine Antwort vernehmt, ist immer der erste Gedanke, das erste Bild und das erste Gefühl. Ein weiteres gutes Indiz dafür, was ihr in bestimmten Zeiten an Nahrung benötigt, ist euer plötzliches vermehrtes Verlangen nach bestimmten Nahrungsmitteln, wenn dieses auf ein natürliches körperliches Bauchgefühl zurückzuführen ist und nicht auf seelisches Ungleichgewicht. Letzteres sucht nach Ersatzmitteln für psychische Defizite und nicht nach benötigten Nährstoffen. Es ist also immer wichtig, sich selbst genauestens zu kennen und nicht seinen gewohnheitsgemäßen Gelüsten nachzugehen.

Euch wurde eine Reichhaltigkeit an natürlicher Nahrung auf Erden geschenkt, um ausreichend versorgt zu sein und um ein gesundes Leben führen zu können. Alles, was ihr hierzu benötigt, ist vorhanden. Es sind leider eure Eingriffe in die Natur, die Manipulationen und Veränderungen, die ihr vorgenommen habt, die die naturgegebenen Wirkungen der lebenswichtigen Naturstoffe minimieren, verändern, umwandeln und so weiter. Es werden unzählige Zusatzstoffe verwendet – mit dem Resultat, dass immer mehr Menschen körperliche Beschwerden entwickeln, da eure Körper es schwer haben, sich schnell genug anzupassen, was sie bis zu einem gewissen Grad können, allein schon aufgrund ihrer Selbstheilungskräfte. Aber die vermehrte Abwehrarbeit, die Verarbeitung von diesen negativen Stoffen und die daraus resultierenden Ablagerungen, weil der geschwächte Körper nicht alle Giftstoffe ausscheiden kann, schwächt die biologische Materie. Neben psychischen und geistigen Schwierigkeiten ist die Nahrung

Mitauslöser für die meisten Krankheiten. Die Endlichkeit eures Körpers wird durch mannigfaltige Dinge bestimmt, ein großer Entscheider ist neben den Umweltbedingungen die Nahrungsaufnahme.

Im Laufe der Zeiten habt ihr euer Augenmerk auch immer mehr auf eure Gelüste gelegt und weniger auf die gesunde Lebenserhaltung, und so gerieten die natürlichen Produkte und ihre heilsame Wirkung mehr und mehr in den Hintergrund. Ein gutes Beispiel hierfür ist, dass ihr eher Vitamine in Tablettenform zu euch nehmt, anstatt diese über frisches Obst und Gemüse zuzuführen.

Möchtet ihr in Zeiten des Aufstieges leichter und gesünder, schmerzfreier und optimistischer in die Zukunft gehen, so raten wir dringlich, mehr auf eure Essgewohnheiten achtzugeben. Versucht, mehr frisches und unbehandeltes Essen zu verzehren. Besinnt euch der wundervollen Gaben der schöpferischen Lebensenergie und erinnert euch. Erinnert, dass jede Frucht, jedes Gemüse und jede Pflanze auf Erden nur eine Aufgabe kennt: für euch da zu sein und euch mit allem zu versorgen, was ihr für ein gesundes und glückliches Leben benötigt.

Susanna

Ich muss an dieser Stelle gestehen, dass ich, während meines letzten Channelings über die Ernährung, ein sehr schlechtes Gewissen bekommen habe. Es ist ein wenig wie eine Schelte für mich, da ich leider zu den Menschen gehöre, die sich extrem ungesund ernähren. Meine immerwährende starke Sucht nach Süßem in jeder Form hält mich gefangen. Und jedes Mal, wenn ich dies ändern möchte, werde ich rückfällig. Da ich aber auch so manche körperlichen Beschwerden habe,

insbesondere wenn ich an meine Übersäuerung denke (ohne Säurehemmer kann ich gar nicht mehr existieren), tut eine Nahrungsumstellung ganz sicher Not. Dies warf bei mir ganz ehrlich auch die Frage auf, wieso ausgerechnet ich den Auftrag zu diesem Buch erhalten habe. Ich möchte Ihnen die Antwort von Josefine, meinem wundervollen Schutzengel, nicht vorenthalten:
Du bist ein sehr gutes Beispiel für alle, die wenig auf ihre gesunde Ernährung achtgeben und seit geraumer Zeit bemerken, dass dies nicht mehr so gut vertragen wird wie in der Vergangenheit. Du hast schon festgestellt, dass dein Körper eine deutlichere Sprache spricht und dich auffordert, seinem Bitten nach gesundem Essen nachzugeben. Dein Geschmack und somit dein Verlangen nach bestimmten Nährstoffen hat sich verändert und wird weiterhin durch die Transformationen in deinem Körper durch die Aufstiegsenergien beeinflusst. Damit bist du nicht alleine, sondern dies geschieht bei dem Großteil der Menschen und somit bei vielen deiner Leser. Wer sollte prädestinierter sein als du, sich mit dem Thema der Selbstheilung auseinanderzusetzen und dies weiterzugeben? Wenn wir dich zum Nachdenken anregen und vielleicht einen Impuls zur besseren Ernährung bewirken, dann sind wir sicher, auch andere 'schwere' Fälle dahingehend zu überzeugen. Du siehst hierbei unser Augenzwinkern, du weißt, dass wir wissen, wer du bist und schon immer warst. Und aus diesem Grunde sind wir frohen Mutes und wissen: Was lange währt, wird endlich gut.
Wir können nicht umhin, uns zu freuen, wenn wir dich durch das Gesagte aufrütteln und ins Erinnern bringen. Denn dies ist es, was wir ja bei den Lesern erreichen

*wollen. Wir wollen nichts weiter, als dich und deine Leser dazu zu bewegen, euch an die Wahrheit zu erinnern. In euren Erinnerungsspeichern ist jedwede Information vorhanden. Wir möchten in erster Linie Menschen erreichen, die auf der Suche sind – auf der Suche nach Hilfe, die sie nur in sich selbst finden können. Wir dienen nur dazu, euch aufzuwecken, zu führen und zu geleiten.
Du, Susanna, bist auf dem besten Weg, die Dinge zu erkennen und dich zu erinnern. Unsere Hoffnung geleitet dich, dass du mit der Zeit auch einiges von dem umsetzen wirst, was wir hier vorschlagen. Unsere Liebe und Unterstützung gilt dir und den Lesern, die ihr Interesse zeigen, Information und Hilfe von uns zu empfangen, und vielleicht auch versuchen, ihre Selbstheilungskräfte zu aktivieren.*

Ich danke Josefine für diese Antwort, sie war begleitet von einem starken Empfinden von Wärme und Liebe. Ich fühle mich geehrt, ein Teil dieser Hilfestellung in Form der Texte sein zu dürfen. Nach längerer Auseinandersetzung mit dem Thema Ernährung und einer diesbezüglichen Recherche möchte ich nachfolgend die Heilwirkungen von einigen Obst- und Gemüsesorten vorstellen, durch deren Genuss viele akute und chronische Krankheiten vermieden oder gelindert werden können.

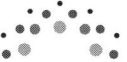

Giftstoffreiche Nahrungsmittel

Bestimmte Arten von Lebensmitteln sind schwer zu verdauen und schaden dem Körper eher, statt ihm Nährstoffe zuzuführen. Eine Reduktion oder das konsequente Weglassen ist demnach empfehlenswert.

Zucker, Fruktose und Glukose sind nicht gut für die Leber. Man kann z. B. Kokoszucker zum Süßen verwenden und versuchen, Süßigkeiten einzuschränken.

Süßstoffe sollte man vermeiden, insbesondere in Softdrinks wie Cola light. Abgesehen davon, dass man mittlerweile weiß, dass Süßstoffe eher kontraproduktiv wirken, wenn man abnehmen will, weil sie letztendlich den Blutzuckerspiegel beeinflussen und "Hunger" machen, gibt es immer wieder auftauchende Studien, die besagen, dass ihr vermehrter Genuss durch Ablagerungen zu rheumatischen Beschwerden führt.

Gesättigte Fette, gerne zu finden bei Fastfood und Snacks, sind mitverantwortlich für zu hohe Cholesterinwerte.

Koffein sollte durch seinen starken Einfluss auf das Herz-Kreislauf-System nur in Maßen genossen werden.

Auf den schädlichen Einfluss von Alkohol brauche ich wohl kaum näher einzugehen.

Vielen wird es an dieser Stelle vermutlich ähnlich gehen wie mir. Ich liebe Cola light, Zucker und Fastfood. Eine Umstellung fällt mir wie gesagt schwer, und ich bin nicht sicher, ob ich es schaffe, da bin ich ganz ehrlich. Aber mein schlechtes Gewissen steigert sich mit jeder Zeile, und ich erkenne, wie unüberlegt, bequem, undiszipliniert, süchtig und vor allem unbelehrbar ich bisher durchs Leben gegangen bin. Allen Belehrungen und gut gemeinten Ratschlägen anderer zum Trotz habe ich immer passende Rechtfertigungen an der Hand, um meinen ungesunden Lebensstil fortsetzen zu können. Wie sagte schon Albert Einstein: "Jede Krankheit ist heilbar, doch nicht jeder Kranke ist heilbar!"

Aber mein Körper fängt immer mehr an zu "zicken", und es ist wohl an der Zeit, wirklich dem Einsehen Taten folgen zu lassen. Ich hoffe, vielen geht es ähnlich und sie lassen sich motivieren, einige Ratschläge zu befolgen. Und wenn es mit einer Bewusstwerdung anfängt, was man sich und seinem Körper eigentlich alles zumutet, dann ist bereits ein guter Anfang gemacht. Man kann sich ja langsam vom jahrzehntelangen Fehlverhalten verabschieden, indem man mit kleinen Schritten anfängt.

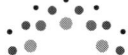

Obst und seine Heilwirkung

Ananas

- fördert die Verdauung
- verbessert die Eiweißaufspaltung
- festigt Haut- und Bindegewebe

Apfel

- reguliert die Verdauung
- schützt die Schleimhäute
- senkt das Cholesterin
- reduziert Übersäuerung
- bekämpft Bakterien, heilt Entzündungen aus und beugt ihnen vor
- stabilisiert Blutdruck, Herz und Gefäße

Apfelsine (Orange)

- fördert das Immunsystem
- verbessert den Stoffwechsel
- strafft das Bindegewebe

Aprikose

- bei Blutarmut
- stärkt das Immunsystem
- verbessert die Zellerneuerung
- regt den Appetit an
- stärkt das Nervensystem

Banane

- stabilisiert den Herzrhythmus, blutdrucksenkend
- reguliert das Zusammenspiel von Muskeln und Nerven
- reguliert den Wasserhaushalt
- wirkt positiv auf das Gemüt, stimmungsaufhellend

Birne

- bei Nierenleiden
- stärkt Kreislauf
- wirkt entwässernd und entgiftend

Erdbeere

- bei Blutarmut
- bei Stoffwechselstörungen
- für Mund- und Darmschleimhäute

- bei Entzündungen in Mund und Darm
- bei Durchfall
- wirkt reinigend und entgiftend
- harntreibend
- wirkt beruhigend auf die Nerven

••●••
Brombeere

- bei Beschwerden an Hals/Kehlkopf, bei Husten
- bei Hautkrankheiten
- für die Schleimhäute in Mund und Rachen, für das Zahnfleisch
- wirkt schleimlösend
- schützt die Schleimhäute in Magen und Darm
- bei Durchfall
- blutreinigend

••●••
Holunder

- bei Erkältungen
- bei Nervenschmerzen
- stärkt das Immunsystem
- bei Rheuma
- blut-, harn- und schweißtreibend

Johannisbeere

- gegen Arteriosklerose
- bei Husten und Heiserkeit, bei Erkältungen
- bei Darmstörungen und Durchfällen
- reguliert den Stuhlgang
- bei Rheuma und Gicht
- positiv für das Sehvermögen

Kirsche

- verbessert die Nierenfunktion
- stärkt die Nerven
- stützt das Bindegewebe
- reguliert den Darm
- reinigt das Blut

Melone (Wassermelone)

- für Nieren, Blase, Galle
- bei Rheuma und Gicht
- entgiftend
- entwässernd
- entsäuernd
- blutreinigend

•• ● ••
Pflaume

- zur Knochenstärkung
- bei Nierenleiden
- bei Leberleiden
- bei Gicht und Rheuma
- fördert die Verdauung, den Appetit
- entwässert, entgiftet
- abführend, erleichtert die Darmentleerung

•• ● ••
Preiselbeere

- unterstützt die Leberentgiftung
- bei Infektionen der Harnwege
- leicht stopfend
- regt den Appetit an

•• ● ••
Trauben

- fördern die Ausscheidung von Harnsäure
- beruhigen das Nervensystem

•• ● ••
Zitrone

- für das Immunsystem
- keimtötend

- zur Entschlackung
- für Magen- und Darm
- beruhigend und erfrischend

Einige Anwendungstipps mit Zitrone

Die Zitrone ist ein altes Haus- und Naturheilmittel. Die Zitrone unterstützt die Behandlung vieler Krankheiten durch die kombinierte Wirkung der enthaltenen Vitamine C und E, beispielsweise bei entzündlichen Erkrankungen der Schleimhäute im Mund- und Rachenraum. Die Zitrone wird auch zur Stärkung der Immunabwehr empfohlen, und sie wird weithin als ein prophylaktisches und therapeutisches Mittel bei Arteriosklerose verwendet. Zitronensäure verhindert die Blutgerinnung und Thrombosebildung.

Die ätherischen Öle der Zitrone helfen bei erhöhtem Blutdruck. Auch bei Störungen des Mineralstoffwechsels und bei der Ablagerung von Salzen, bei Ischias, Rheuma, Gicht, Schwellungen, Ödemen und Nierensteinen wird die Zitrone verwendet.

Spülungen mit Zitrone wirken antibakteriell und desinfizierend.

Es wird der frische Saft von einer halben Zitrone mit 150 ml kochendem Wasser vermischt. Dann 1 TL Honig hinzufügen und die Mischung vor dem Schlaf trinken. Oder Sie übergießen das geriebene Fruchtfleisch von 1 Zitrone und 1 gehackten Knoblauchzehe mit 1 Liter kochendem Wasser. Den Aufguss in einer Thermoskanne fest verschlossen bis zu zwei Tagen stehen lassen. Davon wird 3-mal täglich 1 EL eingenommen.

Hier ein Tipp zur Entgiftung:
Die Kur wirkt zusätzlich blutdrucksenkend und gefäßreinigend. Sie benötigen 5 Zitronen, 30 Knoblauchzehen und 850 ml Wasser.
Zitronen waschen, kleinschneiden. Knoblauchzehen enthäuten. Mit 850 ml Wasser pürieren. Durch ein Sieb geben. Bei 60-70 Grad kurz aufkochen lassen. In Gläser abgefüllt kühl lagern. Drei Wochen zur Hauptmahlzeit 3 EL einnehmen. Eine Woche pausieren, dann wiederholen.

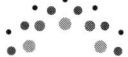

Gemüse und seine Heilwirkung

Blattsalate

- galle- und harntreibende Wirkung, fördern die Durchblutung im Verdauungsbereich
- stimulieren die Verdauungssäfte aus Pankreas, Magen, Leber, Galle und Dünndarm
- Die frischen grünen Blätter liefern hochwertige Sonnen- und Lichtenergie aus dem Kosmos und fördern dadurch nachhaltig die Zellatmung und den Zellstoffwechsel im gesamten Organismus.
- Auch bei Konzentrationsstörungen, Eisen- und Energiemangel ist frischer grüner Blattsalat ein erstrangiges Heilmittel.
- Vitamin K in grünen Blättern ist ein wesentlicher Faktor bei der Verhinderung von Thrombosen.

Brokkoli

- unterstützt die physiologischen Blutgerinnungsfaktoren und beugt somit der Thromboseentstehung vor
- wirkt immun- und abwehrsteigernd und unterstützt den Aufbau und Erhalt von gesunden Knochen, Zähnen, Haaren und Nägeln
- stimuliert die körpereigene Entgiftung und Reinigung, vornehmlich im Leberbereich
- fördert die Gehirn- und Zellregeneration

Kartoffeln

- schaffen eine Art Schutzfilm für Magen- und Darmschleimhäute
- fördern Heilungsprozess bei Schleimhautentzündungen
- binden erhöhte Säurewerte im Magen
- entwässernde Wirkung
- Zudem fördern Kartoffeln die Ruhe und Ausgeglichenheit.

Fenchel

- wirkt krampflösend und auswurffördernd bei Erkrankungen der Bronchien und des gesamten Atmungssystems
- fördert die Durchblutung der Schleimhäute, besonders im Verdauungs- und Bronchialbereich, und regt dadurch die Verdauungsdrüsen an
- hat eine unterstützende, keimtötende Wirkung auf Bakterien im Darm
- wirkt regulierend auf das Hormonsystem

Gurke

- stark entwässernde Wirkung
- Reinigung und Entschlackung des Verdauungssystems (nur bei sehr gutem Kauen)
- regt die Nieren und die Blase an, schwemmt Ödeme aus
- entlastet den Herz- und Nierenkreislauf

- basische Wirkung bei Übersäuerung
- fördert die biochemischen Funktionsprozesse im Stoffwechsel
- gut für die Hautregeneration

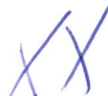

•••••
Karotten

- fördern den Zellstoffwechsel sowie die Zellatmung
- entfernen schädliche Parasiten im Darmbereich
- fördern Regeneration von Haut, Augen, Sehnerven und allen Schleimhäuten im Organismus.
- Bei Schilddrüsenüberfunktion und Herz- Kreislauf- Erkrankungen zeigt dieses Gemüse ebenfalls eine unterstützende Heiltendenz.

••••••
Knoblauch

- antibakteriell, antimykotisch (gegen Pilze)
- blutfettsenkend
- Verlängerung der Blutgerinnungszeit
- wärmeregulierende Funktion
- unterstützende und regenerierende Wirkung auf das Blut-, Herz- und Kreislaufsystem
- Verlangsamung der Verkalkung
- senkt erhöhte Cholesterinwerte sowie erhöhten Blutdruck und verbessert Fließeigenschaften und Elastizität des Blutes
- positiver Einfluss auf die Bauchspeicheldrüse
- stimulierend für das Immunsystem

•• • ••
Knollen- und Stangensellerie

- regt die Reinigung und Entschlackung über die Nieren (diuretische Wirkung) an
- fördert die Sekretion der Verdauungsdrüsen und den Gallenfluss
- hat eine hervorragende basische sowie beruhigende und entspannende Wirkung
- entlastet den Körper von Stauungserscheinungen und wirkt deshalb unterstützend gegen Bluthochdruck und Ödeme
- fördert den Entschlackungs- und Heilungsprozess bei Rheuma, Gicht, Arthritis und Übergewicht

•• • ••

Paprika

- verlangsamt den Alterungsprozess
- bremst die Gefäßverkalkung
- durchblutungsfördernd, besonders an den Herzkranz- und Hautgefäßen
- Gemüsepaprika hat zudem eine gefäßabdichtende und verjüngende Wirkung auf Zellen und Gehirn.
- Zudem wirkt sie der Thromboseentstehung entgegen.
- Sie stimuliert das Immunsystem und steigert das Konzentrationsvermögen.
- Grüne Paprika sind noch nicht endgültig reif. Rote und gelbe Paprika sind ausgereift und enthalten besser verwertbare Vitalstoffe.

Spargel

- fördert die Regeneration von Nieren und Blase
- unterstützt die Gefäß-, Blut- und Lymphreinigung
- entwässernd

Spinat

- stimuliert den Stoffwechsel
- regt verdauungsfördernde Säfte in Magen, Leber, Galle und in den Darmzellen an
- ist eines der besten Mittel gegen Verstopfung
- blutbildende Wirkung
- vorbeugend bei Thromboseentstehung

Tomaten

- stoffwechselaktivierend
- entwässernd
- stimulieren die Sekretion der Verdauungsdrüsen und fördern die Darmperistaltik
- reinigen das Verdauungssystem und haben eine antibakterielle Wirkung
- wirken krampflösend im Magen- und Darmbereich, unterstützen die Funktion von Leber und Galle sowie die Blutbildung

••●••

Zwiebeln

- Sie regt den Gallenfluss, die Verdauungsdrüsen und die Schleimhäute an.
- Sie bringt die Körpersäfte, wie Speichel, die Darmsäfte, die Lymphe usw., reichlich zum Fließen.
- Sie hat eine gute antibakterielle Wirkung gegen negative Bakterien und Keime im Darm und baut Entzündungen im Verdauungssystem ab.
- Sie zeigt eine blutreinigende und entwässernde Wirkung.
- Sie hilft, Blutdruck und Cholesterin zu senken.
- Sie wirkt schleimlösend und heilend bei Husten und Heiserkeit (vorzugsweise als Zwiebelsaft).

Reinigung der inneren Organe

Ich habe eine interessante Methode entdeckt, wie man eine sanfte und natürliche Reinigung der inneren Organe erreichen kann über die Fußsohlen. Denn die Fußsohlen haben viele verschiedene Nervenenden, rund 7000, die eine direkte Verknüpfung zu den verschiedenen Organen im Körper haben. Die Technik, die zugegebenermaßen schon ein wenig seltsam anmutet, bewirkt eine sanfte Entgiftung.

Und so geht's: Schneiden Sie sich dicke Scheiben von einer Zwiebel ab und stecken Sie diese vor dem Schlafengehen in Ihre Socken, so dass sie an der Fußsohle aufliegen. Behalten Sie diese die ganze Nacht an. Verwenden Sie Biozwiebeln, weil sie frei von Pestiziden und anderen Chemikalien sind. Durch die natürlichen Heilkräfte der Zwiebel (Phosphorsäure) reinigen Sie Ihr Blut von Giftstoffen wie Schwermetallen und Fluoriden und töten gleichzeitig Bakterien und Keime ab.

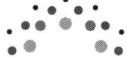

Nüsse und ihre Heilwirkung

Nüsse sind optimale Energiespender, voll mit wichtigen Nährstoffen und kraftvolle Helfer bei vielen Krankheiten. Um die natürlichen Kräfte all dieser Nüsse wirken zu lassen, sollte man sie niemals erhitzen, sondern immer roh essen. Nüsse können jedoch auch allergische Reaktionen auslösen. Wer allergisch reagiert, muss daher auf die verschiedenen Nüsse verzichten.

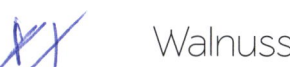

Walnuss

Wirkt gegen rheumatische Erkrankungen sowie Gelenkschmerzen und beugt Arteriosklerose vor. Sie enthält z. B. Magnesium für Herz, Kreislauf und Nerven, Kalium für Herz und Muskeln, Phosphor für die Energiegewinnung, Eisen fürs Blut sowie Selen und Zink für die Immunkraft. Eine Studie der Harvard Universität belegt: Wer lange Zeit jeden Tag fünf Walnüsse genießt, hat ein bis zu 52 Prozent geringeres Risiko für einen Herzinfarkt und verlängert sein Leben um bis zu fünf Jahre.

Haselnuss

Haselnüsse haben einen sehr positiven Einfluss auf Magen und Darm. Voraussetzung ist, dass man sie besonders gut und intensiv kaut.

Paranuss

Ist besonders fett- und ballaststoffreich und kann durch ihren Reichtum an Vitamin E rheumatische Beschwerden lindern.

Macadamianuss

Sie liefert viel Zink für die Immunkraft. Mit ihr kann man zu hohe Cholesterinwerte um bis zu 30 Prozent senken.

Mandeln

Liefern schnelle Energie, regen das Denken an und stärken die Atemwege.

Pistazien

Pistazien zählen zu den gesündesten Nüssen, sie sind gut für das Immunsystem, die Fettwerte im Blut, das Herz-Kreislauf-System, die Muskulatur und das Nervensystem. Rohe Pistazien sind sehr vorteilhaft bei Verstopfung, trockener Haut, zur Unterstützung der Leber und der Nieren. Pistazien helfen, koronare Herzkrankheiten, Infektionen, Gedächtnisverlust, Schlaflosigkeit und neurologische Erkrankungen zu verhindern.

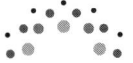

Säure-Basen-Haushalt

Ein Neugeborenes kommt vollkommen basisch zur Welt. Erst mit dem Heranwachsen beginnt der Mensch durch die industriell verarbeiteten Nahrungsmittel zu versauern. Später kommen noch andere Ursachen der Übersäuerung hinzu, wie z. B. Stress, Umweltfaktoren etc. Das basische Gleichgewicht wird gestört, und die ungünstige Säure wird unmerklich in unser Gewebe, ja sogar in den Zellen eingelagert. Dadurch wird ein Nährboden für Parasiten, Viren und Bakterien gebildet. Dieser Überfluss an Säure ist die Ursache für beinahe jede erdenkliche Krankheit. Naturheilärzte und Schulmediziner sind sich aber nicht einig, ob zu viel Säure im Körper die Ursache von Osteoporose, Rheuma und vielen weiteren Stoffwechselproblemen ist. Schulmediziner sind in der Regel der Meinung, der gesunde Körper könne den Säureüberschuss ausgleichen. Bartholomäus sagt, dass insbesondere der Fleischverzehr einen ungünstigen Einfluss auf das Stoffwechselgleichgewicht hat und dass die Nahrung der Erde naturbelassen vollkommen sei und den Körper in Harmonie schwingen ließe. Würden wir uns nach der Empfehlung der Geistwelt ernähren, gäbe es keine Übersäuerungen, welche ungünstige und negative Schwingungen auslösen, die in Schmerz und Krankheit zum Ausdruck kommen können.

Es gibt verschiedene Ernährungsrichtlinien für eine ausgeglichene Balance des Säure-Basen-Haushaltes. Mir geht es so, dass ich meist gar nicht genau weiß, welche Nahrungsmittel eher sauer oder basisch sind. Es gibt aber eine riesige Anzahl von Tabellen und Listen im Internet, auch einige, die man sich herunterladen kann. Deshalb habe ich für Sie hier nachfolgend nur eine kleine

Zusammenfassung. Um selbst zu testen, ob eine Übersäuerung besteht, kann man sich in der Apotheke Teststreifen (ich habe sie sogar bei Ebay gekauft) besorgen. So hat man immer eine gute Möglichkeit, den Säure-Basen-Haushalt zu überprüfen und kann ihn dementsprechend regulieren. Ich überprüfe mittlerweile jeden Morgen mittels dieser Streifen mit dem Morgenurin den Wert und bin immer sehr beruhigt, wenn der Wert im Normalbereich liegt.

Säurebildend

- Zucker/Süßigkeiten, gesüßte Getränke
- Weißmehl/Auszugsmehle (Brot, Teigwaren, Reis)
- Tierische Eiweiße (Fleisch, Fisch, Milch, Eier, Käse)
- Kaffee und schwarzer Tee
- Mineralwasser mit Kohlensäure
- Softdrinks, Cola, Alkohol
- Erben, Linsen
- Nüsse
- Butter

Basisch

- unterschiedliche Salate
- Gemüse, Rohkost
- Früchte
- Honig
- Kartoffeln

- Hülsenfrüchte, Feigen
- Margarine, Pflanzenöl, Olivenöl
- Gewürzpflanzen und vieles mehr

•• • ••

Auch säurebildend

- Nikotin
- Pille, Antibiotika, Impfungen und andere Medikamente
- Sport und körperliche Anstrengungen über das gesunde Maß hinaus
- psychische Belastungen wie Angst, Stress, Ärger
- Umweltgifte und Zahngifte

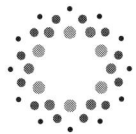

Bewegung und Licht

Es gibt eine große Vielfalt an körperlichen Aktivitäten, die allesamt einen günstigen Einfluss auf eure Gesamtkonstitution haben. Der Ausdruck "wer rastet, der rostet" ist wahrhaft wörtlich zu nehmen. Materie ist Schwingung, und Schwingung ist ein immerwährender Bewegungsfluss.

Bewegung belebt Leib, Geist und Seele und hält gesund. Wenn ihr eure Körper zu wenig bewegt, gibt es vereinfacht erklärt Stauungen, die Energien kommen sozusagen nicht in einen wirkungsvollen Austausch. Das Resultat kennt ihr. Eure Kraftreserven erschöpfen sich schneller, der Stoffwechsel ist niedrig, Muskeln werden abgebaut, ihr werdet immer "schlapper" und ermüdet schneller. Es fehlt an energetischer Bewegung, die Zellatmung reduziert sich, was letztendlich in allen Bereichen eures Daseins seine unguten Auswirkungen hat.

Wir wollen euch nicht mit dem Zeigefinger ermahnen, ab sofort Sport zu treiben. Es gibt viele Arten der körperlichen Betätigung, die euch guttun. Und es ist auch so, dass viele unter euch des Guten gerne zu viel tun. Im Maßhalten liegt in jedem Bereich des Lebens die Wahrheit.

Sich körperlich aktiv durchs Leben zu bewegen, ist ein wichtiger Punkt, damit die Selbstheilungskräfte im vollen Umfang ihre Arbeit leisten können. Versucht, Balance zwischen Ruhe und Aktion zu halten. Beides ist für eure Gesundheit unabdingbar. Ihr müsst keinen Marathon laufen, Berge besteigen und Muskeln überstrapazieren, aber ein Spaziergang an der frischen Luft, Tanzen, leichte Leibesübungen, Yoga und vieles mehr bringen einen guten Energieaustausch.

Und bedenkt auch, dass das Licht der Sonne einen enormen Energiebrunnen darstellt. Verbringt mehr Zeit draußen, auch wenn es scheint, als scheine die Sonne nicht. Ihre Strahlen erreichen euch auch unter den dicksten Wolken. Eine Kombination aus Sonne, Luft und Bewegung hat eine besondere Kraft, und ihr solltet dies nicht unterschätzen.

Da Licht eine bedeutende Rolle in eurem Dasein spielt und ihr ohne ein rechtes Maß an Licht physisch und psychisch erkrankt, solltet ihr sehr darauf achtgeben, ausreichend mit Licht versorgt zu sein. Besonders in Zeiten, in denen die Sonne ihre Wirkung weniger entfalten kann, empfehlen wir deshalb, euch auch anderer Lichtquellen zu bedienen. Selbst künstlich hergestelltes Licht hat seine positiven Auswirkungen und kann alternativ helfen. Nichtsdestotrotz bleibt die Sonne der wichtigste Energieträger, und das Tageslicht ist somit immer dem künstlichen Licht vorzuziehen.

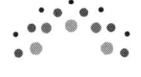

Sungazing

Immer mehr lange vergessene Heilverfahren erleben ein Comeback. Die als *Sungazing* oder auch *Suneating* bekannte Technik geht auf das antike Indien vor über 2000 Jahren zurück. Befürworter behaupten, durch tägliches In-die-Sonne-Schauen die universelle Energie zu erhalten, die alles Leben antreibt. Die Übung wird während des Sonnenaufgangs und Sonnenuntergangs durchgeführt, wenn die ultravioletten Strahlen am geringsten sind.

Die positive Wirkung reicht von Schmerzlinderung und einer verbesserten Wahrnehmung bis zu körperlicher Heilung und Bewusstseinserweiterung. Grund ist zum größten Teil, dass die Energie der Sonne die Entkalkung der Zirbeldrüse unterstützt. Die Zirbeldrüse (= Epiphyse) ist eine kleine endokrine Drüse im Gehirn, die hauptsächlich den Schlaf-Wach-Rhythmus des Körpers über die Hormone Melatonin und Serotonin im Wechsel steuert. Sie ist wichtig für unsere körperliche, geistige und spirituelle Gesundheit. Lässt die Zirbeldrüse in ihrer Funktion nach, setzt der physische und psychische Alterungsprozess ein. Zudem wird sie von vielen als »Sitz der Seele« oder als »Drittes Auge« des Körpers bezeichnet. Doch heute leiden viele Menschen, oft ohne es zu wissen, an einer »verkalkten« Zirbeldrüse, die durch z. B. Fluorid, Nahrungsmittelzusätze, Zucker, radioaktive Strahlung und andere Gifte belastet wird. Neben bekannten Entgiftungsmöglichkeiten mit z. B. Jod oder Zitronensäure und Apfelessig ist das Sungazing eine einfache, aber wirkungsvolle Methode:

1. Bei Sonnenaufgang oder Sonnenuntergang blinzeln Sie fünf bis zehn Sekunden lang in die Sonne. Steigern Sie über

einen Zeitraum von neun Monaten die Dauer jeden Tag um fünf bis zehn Sekunden, bis Sie schließlich eine Maximalsitzung von 44 Minuten erreichen.

2. Wenn Sie die 44 Minuten erreicht haben, laufen Sie sechs Tage lang jeweils 45 Minuten barfuß und setzen die Sungazing-Sitzungen fort.

3. Nach sechs Tagen gehen Sie weiter jeden Tag 45 Minuten barfuß, um das Erreichte zu sichern.

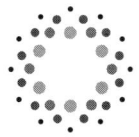

Stress meiden

Es ist für eure Gesundheit von großem Nutzen, Stresssituationen zu vermeiden. Wenn ihr spürt, dass ein bestimmtes Umfeld, Menschen oder Situationen euch nicht guttun, dann ist es an euch, diese bewusst zu meiden. Begebt euch nicht an Orte, die euch zu sehr belasten, überfordern und ein schlechtes Gefühl vermitteln. Vor allem dauerhafte Belastungen können mit der Zeit nicht mehr verarbeitet werden und führen automatisch zu einem Ungleichgewicht in euch und machen demzufolge krank in allen Bereichen. Ihr neigt häufig dazu, in belastenden Situationen zu verbleiben – aus Gründen, die aus eurer Sicht oft unausweichlich scheinen. Wir aber sagen euch, es gibt keinen Grund, sich dauerhaft negativen oder schädigenden Energien auszusetzen. Entscheidet für euer Wohl, so entscheidet ihr automatisch auch für das Wohl anderer. Denn die negativen Anhaftungen, die durch das Aushalten von Ungutem entstehen und die ihr mit euch herumtragt, gebt ihr ohne euer Wissen immer auch weiter an andere. Und da das Loslassen in diesen neuen Zeiten von euch besonders stark gefordert wird, wäre das bewusste Loslassen von schädlichen alten Verhaltensweisen eine gute Vorsorgemaßnahme. Alles Festhalten an alten Verhaltensweisen bringt euch in Not, Bedrängnis, Kummer und Leid. Ihr werdet negativ beeinflussende Kräfte nicht wie bisher verdrängen können, wenn alle Blockaden in allen Bereichen gelöst sind.

Susanna

Stress ist einer der Verursacher von zahlreichen Krankheiten: Körper, Geist und Seele sind vielen Belastungen ausgesetzt und benötigen daher einen Ausgleich, um widerstandsfähiger zu werden und um die Selbstheilungskräfte zu unterstützen. Hier sind Meditationen eine große Hilfe. Durch Entspannungstechniken können Stress und seine Folgeerscheinungen, wie z. B. hoher Blutdruck, abgebaut werden. Im meditativen Zustand verändern sich nachweislich die Hirnströme, der Herzschlag und die Atmung vertiefen sich, die Muskeln entspannen sich. Der Selbstheilungsprozess wird aktiviert. Hierunter versteht man u. a. die Abwehr von Krankheitserregern, die Wundheilung und die Verkürzung von Krankheitszeiten.

Auch wenn Sie Medikamente benötigen, muss der Körper selbst immer einen Beitrag zur Heilung leisten. Wenn Sie sich während einer Krankheit entspannen, dann unterstützen Sie Ihren Körper, so dass dieser mit der Heilung beginnen kann. Um eine maximale Heilwirkung zu erzielen, sollte die Meditation durch eine gesunde Lebensweise ergänzt werden.

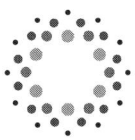

Aurareinigung

Ihr Menschen habt neben eurem energetisch fest fließenden Körper eine Lichtenergie, welche den Körper in mehreren Ebenen umfließt, eure Aura, welche sich je nach Zustand in unterschiedlichen Schwingungsgraden befindet und in verschiedenen Farben scheint. Sie ist eure lichte Hülle und wird von euch in der Regel aufgrund ihres hohen Schwingungsgrades nicht wahrgenommen. Sie stellt auch eine Verbindungsebene zwischen dem Hier und Drüben dar, ist von ihrer Schwingungsenergie in einer Zwischenebene und erhöht sich je nach Bewusstseinszustand ihres Trägers. Eure Aura ist ein Energieträger und enthält jedwede Informationen, die auch eure irdischen Körper erfahren haben, dies beinhaltet alle eure Erfahrungen aus allem, was ist, also auch aus allen früheren Leben – nicht nur aus dem, welches ihr derzeit führt. Aber alles ist eine Zeit, nämlich die Zeit des Jetzt, und somit erfährt eure Aura auf verschiedenen Ebenen verschiedene Informationen aus allen Leben, die ihr für eure Entwicklung und euer Erinnern ausgesucht habt. Wir wissen, dass das menschliche Gehirn nur schwer verstehen kann, dass es keine wirkliche zeitliche Abfolge gibt, deshalb wollen wir auch nicht näher darauf eingehen. Wichtig ist nur, dass ihr wisst und versteht, dass eure Aura mehr ist als nur ein Abbild eures materiellen Körpers. Sie ist eine Verbindungsenergie zu ALLEM-WAS-IST. Ohne sie ist Leben nicht denkbar, sie ist ein wichtiger Bestandteil der Quelle.

Einige unter euch können sich aufschwingen und öffnen, so dass sie die Aura mit bloßem Auge sehen können. Sie erkennen anhand des Farbspektrums, der Dichte und der Erscheinung der Aura nicht nur den körperlichen, sondern auch den seelisch-geistigen Zustand eines Menschen. Manches Mal kommt es zu Irritationen in eurer Aura, da in sie durch die Verbindungswege mit ALLEM-WAS-IST auch Fremdenergien einfließen, die die "normale" Schwingungsebene stören können. Diese Fremdenergien können ganz unterschiedlicher Art sein und durch sehr viele mögliche Ursachen bewirkt werden. Da die Aura auch ein Erinnerungsträger ist, können aus eurer Sicht Ereignisse und Begebenheiten aus "früheren Leben" usw. eure derzeitige Existenz beeinflussen und euer Leben beeinträchtigen. In Wirklichkeit ist es eine Wechselwirkung des Jetzt.

Ihr befindet euch untereinander im ständigen Energieaustausch, gebt also Energie ab und nehmt welche an.

Wir wünschen, dass ihr eure Aura ganz bewusst in die Aktivierung der Selbstheilungsprozesse einbezieht. Euer lichtes Gewand ist das Spiegelbild eures Gesundheitszustandes.

Wir möchten euch Wege aufzeigen, wie ihr eure Aura selbstständig von Fremdeinflüssen und negativen Schwingungen reinigen könnt, die durch gesundheitliche Beeinträchtigungen entstanden sind, insbesondere auch durch Schmerzen, die durch die Aufstiegsenergien ausgelöst wurden. Eine bewusste Aurareinigung ist ein sehr gutes Mittel, euren Körper, eure Psyche und euren Geist zu unterstützen, um leichter durch den Lichtkörperprozess zu gelangen.

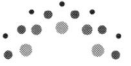

Aurawäsche

Ihr habt, nicht zuletzt durch den bewussten und unbewussten Kontakt zu uns in der Geistwelt, viele Techniken entwickelt, um eine Aurareinigung durchzuführen. Es gibt verschiedene Möglichkeiten, von einigen wird Susanna euch nachfolgend berichten. Eine Visualisierungstechnik möchten wir euch vorstellen, die ihr mit unserer Hilfe alleine durchführen könnt.

Wir bitten euch hierzu, einen von euch gewählten geistigen Führer, euren jeweiligen Schutzengel oder Erzengel beispielsweise, zu bitten, euch bei der Aurareinigung behilflich zu sein.

Sobald ihr in geeigneter Position eine entspannte Haltung einnehmt, beginnt ihr mit dieser Bitte um Beistand aus der Geistebene. Als Erstes stellt ihr euch bildlich vor, wie sich eine Öffnung über eurem Kopf (Kronenchakra) auftut, und visualisiert einen hellen weißen Lichtstrahl, der über euch schwebt. Ihr seht, wie sich das Licht dieses Strahls in den Kopf ergießt, sich ausbreitet und den ganzen Körper langsam umfließt, bis es keine freie Stelle mehr gibt. Diese Lichtquelle ist in ständiger Vibration und strahlt in fließender Bewegung überall um sich herum. Die Strahlen sind wohlig warm. Stellt euch dabei vor, wie diese schwingenden Strahlen alles durchdringen und reinigen. Ihr seht, wie das Licht alles um euch herum immer mehr erhellt und alles Dunkle wegnimmt. Seht, wie es bei den Füßen hinausläuft und von eurem Beistand aus der Geistwelt in Empfang genommen wird, der alle Verunreinigungen wegträgt. Sobald ihr das Gefühl habt, dass ihr strahlt" und vollständig gereinigt seid, könnt ihr die Sitzung beenden.

Wer auch immer euch bei der Reinigung geholfen hat, freut sich über ein Danke von euch für seine Hilfe.

Susanna

Da wir 24 Stunden im ständigen Kontakt mit Energien von anderen sind, sind wir Energien von außen ausgesetzt, die sich belastend oder förderlich auf uns auswirken können. Störende Energiefelder sind z. B. psychologischer Stress, eine mangelhafte Ernährung, physische Überlastung, negative Gedankeneinflüsse und Glaubensmuster. Mögliche Anzeichen von negativen Energien sind beispielsweise Selbstzweifel, ein mangelnder Selbstwert, Krisen, Konflikte, Depressionen, Ängste, Albträume, Kraft- und Energielosigkeit.

Durch das Auflösen von Blockaden und Störungen über eine Aurareinigung wird die Schwingungsfrequenz erhöht, und sie hilft uns, uns von negativen und krankmachenden Energien zu befreien.

Hier noch zwei andere Möglichkeiten der Aurareinigung, sie sind besonders für diejenigen geeignet, die Schwierigkeiten haben mit Visualisierungen und Meditationen.

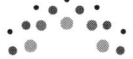

Magnetisches Abstreifen

Stellen Sie sich aufrecht hin. Reiben Sie die Handflächen aneinander, bis sie prickeln. Durch die Reibung entsteht eine magnetische Schwingung.

Fahren Sie dann in etwa einer Handbreit Entfernung flächig über den Körper und alle Gliedmaßen. Nach jedem Strich schütteln Sie die Hände mit einer ruckartigen Bewegung vor sich aus, als ob Sie anhaftenden Schmutz abschütteln wollten.

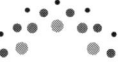

Räucherreinigung

Die Räucherreinigung eignet sich gut für praktisch veranlagte Menschen mit eher erdigem Charakter. Sie benötigen Räucherstoffe, wie z. B. Räucherstäbchen oder Räucherkohle (Weihrauch, Salbei, Rosmarin oder Lavendel). Stellen Sie das Gefäß mit den Räucherstäbchen oder der Kohle zwischen Ihre Füße. Lassen Sie den Rauch an sich emporsteigen und fächeln Sie ihn mit der Hand oder einer Feder in die Aura.

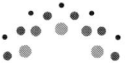

Zum Auraschutz

Zu den besonderen Auraschützern gehört der schwarze Turmalin. Er besitzt die Fähigkeit, die Aura zu verdichten und zu schließen. Auch scheint er negative Energien zu absorbieren, wie die Farbe Schwarz ja auch alle anderen Farben absorbiert.

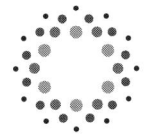

Chakren

Chakren sind feinstoffliche, mit Bewusstsein angefüllte sowie konzentrierte Energiewirbel im und außerhalb des Körpers. Sie sind ebenso wenig auf der Organebene nachweisbar wie die Seele. Wenn Chakren blockiert oder ganz verschlossen sind, das heißt, wenn sie wenig bis gar nicht fließen und infolgedessen funktionsgestört sind, treten Erkrankungen oder Störungen auf physischer, psychischer oder mentaler Ebene auf.

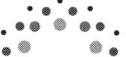

Die sieben Hauptchakren

Es gibt neben vielen kleineren Nebenchakren sieben Hauptchakren, die ich hier kurz vorstellen möchte.

1. Wurzelchakra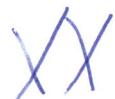

Lebenswille, Ursprung der Lebensenergie, Urvertrauen, Durchsetzungskraft, Stabilität, Sicherheit und Geborgenheit

Körperregion: Wirbelsäule, Nieren, Darm und Verdauung, Beine und Füße, Knochen und Nägel, Ischiasnerv

Blockiert: mangelnde Lebensenergie und Lebensfreude, mangelnde Ausdauer, tiefe Unzufriedenheit, Existenzängste, Misstrauen, Depressionen, Darmerkrankungen, Hämorrhoiden, Schmerzen unterer Rücken (Hexenschuss, Ischias), Knochenerkrankungen, Schmerzen in Beinen und Füßen (Krampfadern, Venenleiden), Blut, stressbedingte Erkrankungen, allergische Beschwerden

Ratschlag bei Störungen: viel Erdkontakt, Barfußgehen, mit den Händen arbeiten, wie z. B. beim Fingermalen oder Töpfern, Yoga, Sport, frische Luft, Gartenarbeit, Fußmassagen, rote Kleidung

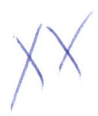

•• ● ••
2. Sakralchakra

Gefühle, Intuition, Sexualität und Fortpflanzung, Fruchtbarkeit, Produktivität, Spontaneität, Kreativität, Genuss, Vergnügen, allgemeines Wohlbefinden, Offenheit, Lebensfreude, schöpferische Kraft, Selbstbewusstsein, Begeisterungsfähigkeit

Körperregion: Becken, Lendenwirbel, Kreuzbein, Geschlechtsorgane, Gebärmutter, Prostata, Blase

Blockiert: Unfähigkeit, das Leben zu genießen; übertriebene Absicherung, Todesängste, Unfähigkeit zum Neinsagen, Motivationslosigkeit, Schuldgefühle, Eifersucht, Sexualprobleme, Menstruationsbeschwerden, Potenzstörungen, Blasen- und Harnwegsprobleme, Prostata- und Hodenerkrankungen, Schmerzen in der Lendenwirbelsäule

Ratschlag bei Störungen: Schwimmen, Sauna, Bäder, Spaziergänge an Seen, viel trinken, tanzen, Massagen, ruhige Musik, Genüsse zelebrieren, Kreativität ausleben, orange Farben

•• ● ••
3. Solarplexuschakra

Lebensfreude, Wille, Persönlichkeit, Einfluss und Macht, Kraft und Fülle, Tatkraft, Freude

Körperregion: Magen, Leber, Milz, Gallenblase, Dünndarm, Verdauung, vegetatives Nervensystem

Blockiert: Wenig Lebensenergie, mangelndes Selbstbewusstsein, übermäßiger Ehrgeiz und übermäßiges Machtbewusstsein, Minderwertigkeitsgefühle, Hochmut, Depression, Gier,

Hypersensitivität, Gefühlskälte, Gleichgültigkeit, Unsicherheit, mangelndes Selbstbewusstsein, Rücksichtslosigkeit, Wutanfälle, Essstörungen, Schlafstörungen, blockierte Gefühle, Magenerkrankungen, Sodbrennen, Erkrankungen von Leber, Milz und Gallenblase, Verdauungsstörungen, Schmerzen in der Lendenwirbelsäule, Nervenerkrankungen, Übergewicht

Ratschlag bei Störungen: Sonnenlicht, Sonnenbäder, tiefe Bauchatmung, gefühlsbetonte Musik, Atemübungen, Feuer (z. B. Kerzen), gelbe Kleidung oder Gegenstände

•• ⦿ ••

4. Herzchakra

Beziehung vom "Ich zum Du", Liebe, Zuneigung, Emotion, Mitgefühl, Hingabe, Teilen, Toleranz, Offenheit, Menschlichkeit, Herzenswärme

Körperregion: Herz, Lunge, Bronchien, Blutkreislauf, Schultern, Arme und Hände, Haut, oberer Rücken

Blockiert: Herzerkrankungen, Lungenkrankheiten, Schmerzen in der Brustwirbelsäule und in den Schultern, Hauterkrankungen, Rheuma in Armen und Händen, Verbitterung, Enttäuschung, mangelndes Mitgefühl und Toleranz, Gefühlskälte

Ratschlag bei Störungen: Pflanzen zu Hause, Yoga, Übungen für die Schultern und die Brustwirbelsäule, Reiki, Natur, andere Menschen berühren und umarmen, Massagen, sich selbst verwöhnen, offen sein für die Probleme anderer, anderen Lebewesen (auch Tieren) Mitgefühl entgegenbringen, grüne Farben

•• ◉ ••

5. Halschakra

Kommunikation, Ausdruck, geistige Klarheit, gedankliche Ordnung, Austausch höherer Weisheit, Unterscheidungsvermögen, Humor, Wachstumsbereitschaft, Transformationsfähigkeit, Wortbewusstsein, Inspiration, Ausdruck der Kreativität, Musikalität

Körperregion: Halswirbelsäule, Kehlkopf, Stimme, Ohren, Schultern, Atmung, Speise- und Luftröhre, Nacken, Schultern, Ohren, Schilddrüse (Stoffwechsel, Nervensystem)

Blockiert: Schwierigkeiten, Gefühle und Gedanken in Worte zu fassen, Angst, seine eigene Meinung zu vertreten, Hemmungen, Schüchternheit, kein Zugang zur inneren Stimme, Halsschmerzen, Halsentzündungen, Heiserkeit, Schilddrüsenprobleme, Seh- und Hörstörungen, Sprachstörungen wie Stottern, Mundhöhlen-, Zahnfleisch- oder Kieferentzündungen, Schmerzen in der Halswirbelsäule sowie in Nacken und Schultern, unruhiger Geist

Ratschlag bei Störungen: Fremdsprachen lernen, Rhetorikkurse, Gesangsunterricht, Singen, Konzentrationsübungen, im Chor singen, lernen, seine Meinung zu äußern, die Farbe Blau, hellblaue Kleidung

•• ◉ ••

6. Stirnchakra

Wahrnehmung, Intuition, Entwicklung der inneren Sinne, logisches Denken, übersinnliche Wahrnehmung

Körperregion: Gehirn, Gesicht, Zentralnervensystem, alle Sinne

Blockiert: erhöhte Hormonproduktion, Konzentrations- und Lernschwäche, fehlende Phantasie, Ängste, Depressionen, Kopfschmerzen, Migräne, chronischer Schnupfen, Erkrankungen des Nervensystems, neurologische Störungen

Ratschlag bei Störungen: mentale Beschäftigung, Auseinandersetzung mit seinen Träumen, Meditationen, esoterische Literatur, Märchen, Traumtagebuch führen, Beschäftigung mit philosophischen und religiösen Schriften, dunkelblaue Farben

•• ◉ ••

7. Kronenchakra

Spiritualität, Erleuchtung, göttliche Weisheit, Kontakt zum Höheren Selbst, kosmisches Bewusstsein, Gottvertrauen, Religiosität, Vollendung

Blockiert: Weltschmerz, Sinnlosigkeit bzw. Sinnfrage, Immunschwäche, Nervenleiden, Schlafstörungen, Migräne, Bluthochdruck, Geisteskrankheiten, Gefühl von Mangel, Leere und Unzufriedenheit, MS, Schlafstörungen, Krebserkrankungen, Lähmungserscheinungen

Ratschlag bei Störungen: Meditation, Entspannungsübungen, Atemübungen, Suche nach Stille, weiße Farbe

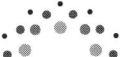

Chakrenreinigung

Sind unsere Energiezentren blockiert, kann ein energetisches Ungleichgewicht entstehen, das auch körperliche Beschwerden und Krankheiten auslösen kann. Bei den Blockaden handelt es sich z. B. oft um Ängste, lang anhaltende Sorgen oder negative Glaubenssätze. Auf der energetischen Ebene nimmt ein Gedanke eine Form an, die den Energiefluss in den Chakren behindern kann. Diese negativen Informationen können durch eine Chakrenreinigung aufgelöst werden, wodurch die Energiezentren des Körpers wieder aktiviert werden. Wenn die Chakren energetisch frei fließen, fühlen wir uns kraftvoller, gesünder und vitaler.

Anleitung Chakrenreinigung

Begib dich an einen ruhigen, ungestörten Ort, sitze aufrecht in einer dir angenehmen Position oder lege dich hin.

Schließe deine Augen, beobachte deinen Atem.

Geh mit deiner Aufmerksamkeit einmal durch deinen Körper und entspanne bewusst alle Muskeln.

Spüre die Erde unter dir, stelle einen Kontakt zu ihr her, entspanne dich ganz und entwickle ein Gefühl der Stabilität und Geborgenheit.

Werde dir bewusst, dass das ganze Universum aus Energie und Licht besteht, und du auch. Spüre deine Energie.

Spüre dich wie ein Gefäß, das mit Energie gefüllt ist. Wo ist die Energie leicht und klar, wo dicht und schwer?

Lass alle Schwere und Dichte nach unten abfließen, und stell dir vor, wie von oben klare, reine Energie nachfließt.

Sobald du empfindest, dass du leicht und lichtdurchflutet bist, kann die Reinigung beginnen:

Richte jetzt deine Aufmerksamkeit auf den Bereich des Chakras, mit dem du arbeiten möchtest. Atme in diesen Bereich und spüre tief in ihn hinein.

Versuche alle Anspannung in diesem Chakra loszulassen.

Stelle dir lange, in den Boden wachsende Wurzeln vor, und fühle den Halt dieser Verbindung zur Erde. Bleibe bei diesem Gefühl, bis du dich eng mit der Erde verwurzelt sowie sicher und verankert fühlst.

Nun atmest du weißes, reines Licht in das Chakra ein.

Beim Ausatmen lässt du alle dunkle und schwere Energie los.

Mit jedem Atemzug dehnt sich das Licht leuchtend in deinem Chakra aus.

Lass während dieser Atmung alle negative Energie los, und beende die Reinigung, wenn du dich leicht und klar fühlst.

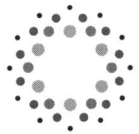

Heilen mit den Händen

Dass Hände eine heilende Kraft haben, ist euch Menschen seit jeher instinktiv bekannt. Es ist eine ganz ursprüngliche Methode. Eine werdende Mutter legt ganz intuitiv schützend ihre Hände auf ihren Bauch, und ihr berührt instinktiv eine schmerzende Stelle eures Körpers mit den Händen. Und erinnert euch daran, dass euer Schöpfer der größte Heiler ist. Seine allumfassende Liebe ist die Kraft, die hinter allem steht und die hinter jeder Heilung steckt.

Der Begriff Reiki ist euch geläufig. Viele Energiearbeiter arbeiten über ihre Hände. Wir aber sagen euch, ein jeder unter euch kann mit seinen Händen heilen. Hier fehlt wie bei allem wieder nur euer Glaube an euch selbst, und deshalb gebt ihr die Verantwortung lieber ab und überlasst es einem Reiki-Meister, euch zu helfen. Vertraut euch mehr und vertraut unserem Wort. Versucht es und probiert euch aus, habt Geduld und erwartet positive Resultate. Diese werden euch beflügeln, euch auch auf anderen Gebieten mehr zuzutrauen.

Viele Krankheiten sind auf Blockaden in eurem Energiesystem zurückzuführen, auch ausgelöst durch die neuen Schwingungen des Wandels, wenn z. B. zu wenig Erdung vorliegt. Versucht, eure Hände als Hilfsmittel mit einzubeziehen, denn die heilsame Wirkung des Handauflegens funktioniert durch jeden und bei jedem. Hierzu benötigt es nur ein wenig Konzentration, mehr nicht.

Susanna

Heiler unterscheiden ganz verschiedene Formen des Handauflegens: Manche Heiler übertragen beim Handauflegen ihre eigene Energie und Vitalität auf den Kranken. Andere sind Mittler zwischen den universellen Energien und den zu Behandelnden.

Reiki benutzt die universelle Energie, aus der das ganze Universum besteht. Energiearbeiter führen diese Energie den Chakren des Menschen zu, den sie behandeln. Diese Chakren verteilen die Energie an die Körperstellen, wo sie gebraucht werden.

Wenn Sie die heilende Wirkung Ihrer Hände ausprobieren wollen, dann können Sie diese Methode ausprobieren: Legen Sie Ihre Hände etwa zehn Minuten nebeneinander auf die energetisch angegriffene Körperstelle. Die Technik ist dabei nicht so wichtig. Sie sollten sich in einer guten Atmosphäre befinden und sich wohlfühlen. Vielleicht bringt leise Hintergrundmusik oder Kerzenschein eine entspannte Atmosphäre. Ich selbst nutze die Zeit vorm Einschlafen, weil mir das Liegen dabei angenehm ist und ich mich gut konzentrieren kann.

Betrachten Sie sich beim Handauflegen als Bote, sehen Sie Ihre Hände als Kanal, durch den göttliche Energie fließt. Die Heilung bewirken nicht Sie, sondern allein diese universelle Kraft. Wer mag, kann dabei auch beten. Weiter müssen Sie nichts machen. Lassen Sie einfach geschehen, dass durch Ihre Hände Heilkraft hindurchströmt und an Ihren Körper abgegeben wird. Und vertrauen Sie.

Lassen Sie sich nicht durch Zweifel verunsichern. Wiederholen Sie die Übung täglich. Haben Sie beim Hand-

auflegen Geduld. Nehmen Sie sich einen längeren Zeitraum von einigen Wochen, um die Wirkung des Handauflegens zu beobachten.

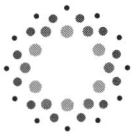

Quantenheilung

Als Quantenheilung bezeichnet man das spirituelle Heilen, dessen Wirksamkeit durch neue physikalisch-naturwissenschaftliche Erkenntnisse sogar bewiesen werden konnte.

Die Quantenphysik belegt, dass der gesamte Kosmos letztendlich Energie ist. Die Urenergie wird als "Quantenfeld" oder "Matrix" bezeichnet. Die Matrix ist die Ebene, aus der wir alle stammen und zu der wir alle wieder zurückkehren. Sie ist die Quelle allen Seins. Die Quantenphysik kann beweisen, dass wir auf energetischer Ebene mit allem und jedem in Verbindung stehen. Es gibt nichts im Universum, das für sich alleine steht. Alles ist (über den Austausch von Biophotonen) in ständiger Interaktion und beeinflusst sich gegenseitig – und somit auch uns Menschen.

Aus dieser Erkenntnis heraus haben sich einfache Techniken entwickelt, die uns befähigen, mit der Quelle aller Energie in Kontakt zu treten. Durch diesen Kontakt mit dem Quantenfeld ordnet und erhöht sich jede Schwingung und hierdurch ist Heilung, die Lösung von Blockaden, die Transformation von Glaubenssätzen usw. das natürliche Resultat.

Die Entwicklungen in der Quantenheilung sind revolutionär. Schon seit Jahrtausenden werden deren grundlegende Prinzipien gelehrt, aber viele der überlieferten Methoden sind oft schwer zu erlernen, benötigten viel Disziplin und wurden daher meist nur von buddhistischen Mönchen praktiziert.

Mit Hilfe neuer, einfacher Techniken zur Bewusstseinsführung kann nun jeder innerhalb kürzester Zeit Zugang zur Matrix finden, und durch die Resonanz mit ihr können Schwingungsveränderungen und eine vollkommene energetische Ordnung bewirkt werden.

Die Quantenmedizin feiert beachtenswerte Erfolge und ist derzeit eine der populärsten energetischen Heilungsmethoden. Es werden in der Zwischenzeit auch viele unterschiedliche Methoden angeboten, u. a. möchte ich hier die populärste Methode vorstellen, da sie relativ einfach und selbstständig durchgeführt werden kann. Es handelt sich um die sogenannte 2-Punkt-Methode. Sie ist innerhalb kurzer Zeit von jedem Menschen erlernbar und lässt sich anschließend überall und jederzeit leicht sowie direkt einsetzen.

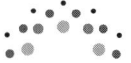

2-Punkt-Methode

(Hier gibt es verschiedene Versionen, ich habe die in meinen Augen einfachste für Sie herausgesucht, mit der man körperliche Schmerzen behandeln kann.)

Wenn Sie die Übung im Stehen üben wollen, dann wäre es gut, wenn ein Sofa oder Bett hinter Ihnen steht. Es kann zum Schwanken kommen, das bezeugt, dass man die wieder in Fluss gekommenen Wellen spürt – oder Sie spüren ein Kribbeln. Ich erlebe beides und bin selbst immer ganz überrascht darüber. Aber es bestätigt mir die Wirksamkeit der Anwendung. In der Regel sind die Schwankungen bei der Selbstanwendung nicht so stark, und Sie können diese gut auffangen. Natürlich kann die Methode auch im Sitzen durchgeführt werden.

Die Übung wird mit den Händen durchgeführt. Die linke Hand ist der Themenpunkt, die rechte gilt als Lösungspunkt.

Durchführung:

Machen Sie sich gedanklich bewusst, worum es gehen soll, und denken Sie daran.

Nun wählen Sie den ersten Punkt am Körper. Gehen Sie hier nach Ihrer Intuition oder legen Sie dort die linke Hand auf, wo Sie z. B. Schmerzen spüren oder Probleme haben. Verharren Sie so lange, bis Sie das Gefühl haben, dass es genügt. Jetzt mental loslassen, das heißt, denken Sie für einen kurzen Moment an nichts. Einmal kräftig ausatmen, dies unterstützt das mentale Loslassen.

Nun bedanken Sie sich mental und stellen sich die Situation als geheilt vor. Es reicht, wenn Sie positive Emotionen abrufen, wie z. B. durch das Denken an eine glückliche Situation, die man einmal erlebt hat. Gehen Sie in Ihr Herz und fühlen Sie Freude, während die rechte Hand intuitiv einen zweiten Punkt am Körper sucht und dort liegen bleibt (fahren Sie mit der Hand langsam vor Ihrem Körper auf und ab, und erspüren Sie die richtige Stelle – häufig durch ein Ziehen, Kribbeln oder einfach nur instinktiv). Belassen Sie die Hände an ihrem Platz, bis Sie das Gefühl haben, dass es reicht. Meistens dauert es nicht länger als einige Sekunden. In diesem Moment wird der Lösungspunkt transportiert.

Mit dieser Methode kann man letztendlich alles transformieren. Man stellt sich einfach die Situation vor, die man sich wünscht, und bittet die Matrix, die alte, belastende Situation damit zu ersetzen. Es ist dabei auch nicht nötig, dass man weiß, was bisher eine Änderung oder das Materialisieren des Wunsches verhindert hat.

Diese vorgestellte Basisübung ermöglicht Ihnen eine kurzeitige Anbindung an lichtvolle Energien. Sollten Sie sich mit dieser Heilmethode näher anfreunden wollen, so empfehle ich entsprechende Seminare und Workshops hierzu, um tiefer in die Materie vordringen zu können.

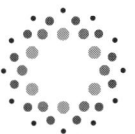

Heilengel um Hilfe bitten

Euch stehen unzählbar viele Engel zur Verfügung, deren Hauptaufgabe darin besteht, für euch Menschen da zu sein, darunter auch Heilengel. Sie können dafür sorgen, dass Schmerzen erträglicher werden oder ganz verschwinden, sie begleiten Heilungsvorgänge, beschleunigen diese oder leiten sie ein. Sie verfügen über spezielles schöpferisches Heillicht, welches sie mit eurem Willen einsetzen. Es gibt nur wenige Ausnahmen, z. B. karmische Aufgaben, in denen sie dieses Licht nicht einsetzen können. Beschwerden und Schmerzen, die durch die neuen Energien hervorgerufen werden, können durch ihre Heilenergie immer positiv beeinflusst werden, da euer freier Wille dahintersteht.

Macht euch dies immer wieder bewusst. Es gibt keinen einzigen Moment in eurem Leben, in dem ihr alleine seid. Neben euren Schutzengeln, die eure ganz persönlichen Begleiter sind, gibt es Engelscharen mit allgemeinen und sehr speziellen Aufgabenbereichen. Sie sind pausenlos im Einsatz und spenden Schutz, Trost, Zuversicht, Liebe, Heilung, Reinigung und unendlich viel mehr. Ihre Liebesenergie ist von sehr hoher schöpferischer Kraft, und diese erhöht sich noch mit jedem ihrer Einsätze, wenn sie aus der niemals versiegenden Quelle von ihrem wunderbaren Licht an euch abgeben. Und wenn ihr Menschenkinder diese Engel ganz bewusst zu euch einladet und sie um ihre Hilfe bittet, ist dieses Licht mit noch mehr schöpferischem Atem versehen. So versteht, dass ihr mit eurer Anrufung bereits einen großen

Schritt hin zu eurer Antwort und Hilfe getan habt. Unterstützung und Heilung beginnen bereits in diesem Moment. Scheut euch also nicht, wenn ihr z. B. Schmerzlinderung benötigt, direkt die Heilengel anzurufen.

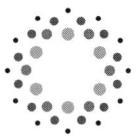

Geschenke während des Aufstiegs

An diesem Punkt möchten wir neben den bereits beschriebenen Herausforderungen verkünden, mit welchem spirituellen Zuwachs ihr beschenkt werdet. Alle bereits vorhandenen göttlichen Gaben werden sich verstärken und neue werden hinzukommen. Ihr entdeckt in euch ganz neue Seiten der Persönlichkeit. Es gibt Wunderbares zu entdecken auf eurem Erweckungsweg. Jede neue Errungenschaft wird in euch das Erinnern an ALLES-WAS-IST wachrufen, den Mut zu neuem Entdecken steigern, die Hoffnung und den Glauben stärken und ihr werdet die Liebe immer reiner und wahrer erleben. Und auch wenn die Entpuppung zum wunderschönen Schmetterling eure Kraft, Ausdauer und Geduld fordert, so wird sie das höchste Glückserlebnis für euch Menschen sein.

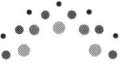

Telepathie

Telepathie ist euch nicht fremd, wenngleich die wenigsten sie wirklich bewusst anwenden. Aber genau das ist es, was ihr immer mehr tun werdet. Bereits jetzt gibt es unter euch z. B. auch welche, die mit Tieren über diesen Weg kommunizieren. Immer öfters werdet ihr entdecken, wie ihr Botschaften ohne Worte untereinander austauscht. In eurem tiefen Inneren seid ihr euch schon immer dieser Tatsache gewahr gewesen, weshalb euch das Annehmen dieser Entwicklung am leichtesten fallen wird. Vor allen Dingen kann die außerkörperliche Kommunikation auch von denen angenommen werden, die sich nicht mit spirituellen Themen auseinandersetzen und alles, was sie nicht sehen und wissenschaftlich erklären können, ablehnen. Wir sagen euch, es werden sogar einige unter ihnen sein, die selbst die Spirituellsten unter euch in ihrer Entwicklung überholen können, weil auch das in ihnen so angelegt ist und es zu ihrem Wunsch gehört. Es kommt die Zeit weit vor dem endgültigen Lichtkörper, wo viele telepathische Verbindungen in ihrem Alltagsleben integriert haben werden. Und in der reinsten Form wird es euch möglich sein, euch mit allem Lebenden auf Erden, wie den Tieren und Pflanzen, und uns Geistwesen telepathisch auszutauschen. Wir sprechen hier immer von dem Großteil der Menschheit; natürlich sind bereits jetzt schon viele unter euch, die, wie Susanna, unsere telepathischen Botschaften weitergeben.

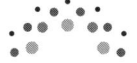

Mediale Fähigkeiten

Mediale Fähigkeiten vermehren sich auf der ganzen Welt, u. a. Telekinese (per Gedanken Materie bewegen), Aura sehen, Kontakt zur Anderswelt mit Verstorbenen und Engeln, geistigen Führern und vieles mehr.

Sämtliche Sinneswahrnehmungen erfahren eine Erweiterung, und es gibt einen allmählichen Zuwachs an hellhörigen, hellfühlenden, hellsichtigen, hellschmeckenden und hellriechenden Menschen. Während der Frequenzerhöhung werden nach und nach alle eure Chakren geöffnet. Hierüber werden die Sinne verfeinert, und auch eure vergessenen Sinne werden wiederbelebt und genutzt. Das, was die medial Begabten unter euch schon seit langem wissen, wird nach und nach zu jedermanns Leben gehören. Wie in jedem Bereich wird es auch hier Schnellere und weniger Schnelle geben, je nach Entwicklungsgrad. Da immer offensichtlicher wird, dass diese Veranlagung in jedem schlummert, werden auch die Skeptischsten unter euch "hellhörig" und können nicht umhin anzuerkennen, dass es mehr gibt, als sie bisher glauben konnten.

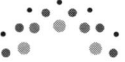

Ablegen eurer Ängste

Ein weiteres Geschenk auf eurem Weg wird **das Ablegen eurer Ängste**, eurer psychischen und geistigen Beschränkungen durch alte Muster sein. Stellt es euch vor wie eine Zwiebel, die geschält wird. Mit jeder Schale fallen Hemmungen, Blockaden und falsche Glaubenssätze ab. Ihr lernt euch immer besser selbst kennen. Irgendwann sind alle Schalen gefallen, und ihr steht nackt da und fühlt euch wie neu geboren. Daraus resultiert, dass ihr immer mehr lernt, wie wertvoll ihr seid und wie liebenswert. Letztendlich ist dies eine Befreiung von allem, was euch bis dahin davon abgehalten hat, euch so anzunehmen, wie ihr seid in eurer ganzen Herrlichkeit.

Ihr lernt, euch voll und ganz zu lieben. Das Wohl der Gesamtheit aller Menschen auf Erden wird dem persönlichen Wohl übergeordnet sein.

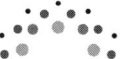

Positives Grundgefühl

Ein **positives Grundgefühl** wird in euch allen geweckt und bewirkt eine Zunahme an Toleranz, Vertrauen, Gelassenheit, Ehrlichkeit, Selbstbewusstheit, Zuversicht und Mut.

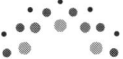

Gewinn an Herzensqualitäten

Euer **Gewinn an Herzensqualitäten** bewirkt weiter auch Eigenschaften wie Demut, Humor, Geduld, Hingabe, Weisheit, Offenheit, Harmonie, Ehrlichkeit, innere Ruhe und Dankbarkeit. Es werden Intuition und Erkenntnisfähigkeit gestärkt. Eure innere Verbundenheit zu eurer Umwelt führt zu einem neuen Umgang mit ihr. Euer gesteigertes Wahrnehmungsvermögen, eure Wertschätzung und tiefe Verbundenheit mit allem erträgt mit der Zeit weder die Zerstörung der Natur, das Essen von Tieren noch soziale Ungerechtigkeiten untereinander. Das Fleisch wird nicht nur aus ethisch-moralischen Gründen immer weniger zu euren Speisen gehören, sondern die lichtvolleren Zellen lehnen Fleisch ab, weil es den sich neu entwickelnden physischen Leib vergiftet.

Euer Empathievermögen und Mitgefühl steigern sich, das Verstehen und Verständnis für andere nimmt zu und ihr lernt das schnelle Verzeihen, weil ihr euch in jedem Gegenüber selbst wiedererkennt.

Die Akzeptanz anderen Religionen gegenüber wächst, und diese werden mit den positiveren hohen Schwingungen die gemeinsame Wahrheit, die des einen Gottes, erkennen. Die zunehmende Friedfertigkeit lässt euch die Sinnlosigkeit von Kriegen einsehen.

Durch den besseren Energiefluss funktionieren eure Körper besser, sie verjüngen sich. Und umso mehr sich euer Bewusstsein weitet, umso gesünder wird euer Körper.

Auf eurem Pfad ins goldene Zeitalter werden auch schon viele von euch ganz bewusst außerkörperliche Erfahrungen initiieren und Reisen in andere Dimensionen unternehmen.

Eure Gedankenkraft vervielfältigt sich drastisch, so dass die Manifestationen der Gedanken wesentlich schneller erfolgen. Ihr werdet durch eure höhere Bewusstheit die Ursachen-Wirkung-Gesetze schneller erkennen lernen und immer mehr Verantwortung für euer Tun übernehmen.

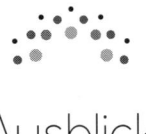

Ausblick

Es werden immer mehr Menschen ihre spiritualen Gaben nutzen, um anderen dienlich zu sein. Die Ausbildungen in diesem Bereich nehmen zu. Viele folgen ihrer Berufung zum Heilen und Dienen und setzen ihre Begabungen zum Wohl aller ein. Es werden tausende Heilhäuser, die naturkundliche und spirituelle Heilverfahren anbieten, auf der ganzen Welt aufgebaut. Fernheilungen werden ihre Nische in den Köpfen aller finden und anerkannt sein. Geistig-energetische Heiler werden mit euren Ärzten zusammenarbeiten.

Es wird immer mehr Zusammenkünfte von Menschen geben, die gemeinsam "spirituell wachsen" wollen. Es wird viele Einrichtungen geben für Gleichgesinnte, die den Lichtkörperprozess gemeinsam begehen. Es werden Häuser und Praxen eröffnet, speziell für Menschen, die sich dort bezüglich ihrer auftretenden Symptome während des Aufstieges helfen lassen können. Sie werden dort geistig-energetisch unterstützt und bekommen Anleitungen, wie sie am besten mit ihren Beschwerden umgehen können.

Dies und noch vieles mehr erwartet euch auf eurem Weg. Wie ihr seht, wird euch schon weit vor Erlangung des endgültigen Lichtkörpers eine Annäherung ans Göttliche gewährt werden. Wenngleich die inneren und äußeren Herausforderungen für jedes Menschenwesen wie auch für eure Welt nicht gering sind, so sind die positiven Auswirkungen letztendlich ein wunderbarer Gewinn. Ja, die Erde und ihr Menschen werden aufgerüttelt und auch erschüttert, aber auch aufgefangen und in unsere Liebe gebettet, um zu guter Letzt alles Niedere umwandeln zu können in göttliche Liebesenergie. Das Aufdecken von Verschüttetem wirkt manches Mal so, als wenn genau diese niederen Kräfte sich verstärkten. Aber wir sagen euch, dies ist nur dem Anschein nach so. Denn sobald das Dunkle sich blicken lässt, kann es transformiert werden. Wenn ihr euch auf eurer Welt einmal umseht, dann erkennt ihr, dass schon viele der Dunklen ihre Macht abgeben mussten. Ihr erkennt, wer und was gegen euer wirkliches Wohl ist, und ihr rebelliert. Ihr deckt auch die falschen "Heiligen" und falsche Gurus auf und erkennt immer deutlicher, was den tatsächlichen Realitäten entspricht. Alle Manipulation von außen wird ihren Einfluss verlieren, da ihr im Inneren eine neue Gewissheit spürt, die euch authentisch und frei entscheiden lässt. All dies und mehr wird euch möglich sein, da ihr mit dem Herzen sehen werdet. Im Lichtkörper selbst werdet ihr euch mit eurem Höheren Selbst vereinen.

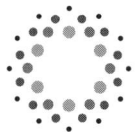

Abschließende Worte von Bartholomäus

Nichts ist uns wichtiger, als euch in dieser nicht immer einfachen Zeit des Wandels zu unterstützen. Es ist unser Hauptziel, ein jedes Menschenkind in das neue Zeitalter, die goldene Zeit zu führen – unter Aufbringung unserer ganzen, uns zur Verfügung stehenden Mittel. Und seid euch in einem ganz gewiss: Wir lassen es nicht zu, dass auch nur einer unter euch mehr tragen muss, als er vermag und kann. Ihr bestimmt ganz und gar den Ablauf insofern, als dass ihr nur so viel Arbeit an euch und eurem Körper vornehmen lasst, wie ihr "ertragen" wollt. Es gibt viele unter euch, die die Umwandlung schneller vollziehen mögen, während andere mehr Zeit beanspruchen. Ihr seid unterschiedlich in eurem Empfinden, und die Stärke und der Zeitablauf ist ein individueller Vorgang. Dies ist auch der Grund, warum unter euch so große Unterschiede bestehen im Erleben der genannten Befindlichkeiten. Der spirituelle Mensch neigt eher dazu, mehr auf sich zu nehmen, um sich schneller zu entwickeln. Und es gibt eine große Anzahl von Lichtarbeitern unter euch, so auch du, Susanna. Das sind Menschen, die eingewilligt haben, anderen Menschen bei diesem Übergangsprozess ins neue Zeitalter zu helfen. Bei ihnen zeigte sich der Transformationsprozess stärker und beschleunigter.

Der Großteil der Menschen auf eurem Planeten erlebt die Frequenzerhöhung völlig unbewusst, da sie weder darum wissen noch offen sind für andere Ebenen als die, auf der sie sich bewegen. Wir sprechen hier also von dem Durchschnittsmenschen, der sich nicht mit spirituellen Themen auseinandersetzt. Hier sind die meisten zu finden, die völlig unbewusst diesem Wandel unterzogen werden. Sie werden nur die herkömmlichen und allgemein bekannten Ursachen für ihre Beschwerden suchen. Aber auch sie werden unmerklich immer offener werden für die für sie unerklärlichen Dinge. Der Wandel bewirkt ja, wenn auch unbewusst, eine totale Veränderung im körperlichen, seelischen und geistigen Bereich. Die Frequenzerhöhung wird sie automatisch spirituell machen und öffnen. Die Transformation betrifft alles und jeden auf eurer Welt.

Der jüngere Mensch und alle auf die Erde Kommenden sind bereits mit einem höher schwingenden Körper geboren und ihnen wird die Umstellung sehr viel leichter fallen. Bei ihnen liegen auch auf der psychisch-geistigen Ebene nicht so viele Altlasten vor, die losgelassen, verarbeitet und gewandelt werden müssen.

Es gibt viele unter euch, die sich zusammentun und gemeinsam versuchen, durch den Lichtkörperprozess zu gehen. Und es gibt auch etliche unter euch, die bereits ganz bewusst und in unserem Beisein viele Stufen durchlaufen haben. So besuchen eure Meister schon lange bewusst höhere Dimensionen. Genauso findet man auch solche, die inkarnierten mit dem Bewusstsein, den Wandel nicht vollständig in diesem Erdenleben zu durchlaufen. Dies kann verschiedene Ursachen haben. Eine davon ist auch, dass diese Menschenkinder für ihre eigene Entwicklung noch das physische Leben ohne spirituellen Bezug wählen, um ihr Karma zu erfüllen, und bestimmte Erfahrungen sind nur bei totaler Erdenhaftung möglich.

In der geistigen Welt sind alle in diesen großen Aufstieg eures Erdenplaneten involviert. Es stehen euch die hohen Engel, Erzengel, Engel, Schutzengel, wir Aufgestiegenen Meister, Geistführer und viele andere zur Seite. Scheut euch nicht, uns anzurufen und zu bitten, euch beizustehen. Einige, die sich vielleicht zu viel auf einmal zugemutet haben, und solche, die ihre Schmerzen und Beschwerden nicht in dem Maße, wie sie sie durchleben, ertragen wollen, können jederzeit um Linderung bitten. Unzählige Geisthelfer werden alles tun, um euch Linderung zu verschaffen. Aber wisset, dass wir in den meisten Fällen wirklich gerufen werden müssen, da wir immer nur dann helfen und eingreifen können, wenn ihr dies ganz bewusst wünscht. Wie ihr nun wisst, habt ihr vorher euren Plan festgelegt, wie ihr durch diesen Zeitenwandel zu gehen wünscht. Euer Höheres Selbst weiß darum und euer Schutzengel achtet darauf, dass er eingehalten wird. Aber ihr habt immer die Möglichkeit eures freien Willens, und nichts ist wirklich unumstößlich verankert. Ihr bestimmt euer Leben vollständig selbst und habt jederzeit die Macht, euch umzuentscheiden und Änderungen vorzunehmen. Und keine Sorge, selbst wenn ihr im Tagesbewusstsein nicht um diesen Umstand wisst, so besteht auch immer die Möglichkeit, in der Nacht mit uns in Kontakt zu gehen. Wir besuchen euch, besonders dann, wenn wir sehen, dass ihr euch schwertut und vielleicht ein wenig die Richtung verliert. Aber auch hier sind bestimmte Gedankenstrukturen eures Selbst vonnöten. Darum ist der leichteste und einfachste Weg für euch der bewusste Kontakt zu uns. Durch diesen helft ihr uns – und ihr helft euch selbst in einem sehr viel größeren Maße.

Wir möchten euch diesen Umstand immer wieder ins Gedächtnis rufen. Eure Entscheidung, mit euren Engeln und anderen Geistwesen näher in Kontakt zu kommen und mit uns zu kommunizieren, ist der beste Weg, um in das neue goldene Zeitalter zu gelangen. Lasst uns diesen Schritt in vollem Vertrauen und tiefer Verbundenheit zusammen gehen. Auf diese Weise versprechen wir euch, die zukünftigen Geschehnisse, Befindlichkeiten und Symptome, geistige Errungenschaften sowie psychische Neuorientierungen auf einem leichteren, fröhlicheren und hoffnungsvolleren Pfad beschreiten zu können.

Er, dieser Pfad zum lichter werdenden Menschen in die 5. Dimension, wird euch gefallen, da er neben kleinen Herausforderungen viele Geschenke für euch bereithält. Je lichter ihr werdet, umso mehr nähert ihr euch dem Göttlichen an. Wir bitten euch, euren Fokus voller Freude, Hoffnung und Hingabe auf die enormen neuen Möglichkeiten und die positiven Veränderungen auf eurer Erde und bei euch selbst zu richten. In eurer Demut gegenüber dem Geschehen, in tiefer Liebe zum Schöpfer und Vertrauen zu uns, euren liebenden Freunden aus der Geistwelt, liegt die größte Kraft. Diese führt euch sicher durch alle Wirren der Zeit. Mit jedem Schritt hin zu diesem größten Geschenk Gottes erstrahlt ihr mehr und mehr und legt Schicht für Schicht alles Niedere und Dunkle ab. Versteht, dass naturgemäß nichts wirklich vergeht, kein einziger Gedanke, kein einziges Gefühl, sondern dass dies alles transformiert wird ins Helle und Hohe. Wisset, all dies ist und war schon immer in euch angelegt, und es wird Zeit, dass ihr ins Erinnern und ALLES-WAS-IST näher kommt.

Es ist wahrlich das größte Geschenk eures Vaters, eure Erde zu erheben und euch helle Gewänder aus Licht als Körper zu gewähren, um die Chance zu erhalten, die Welt zu einem besseren Ort des Lebens zu machen. Zu einem Ort, an dem die Liebe regiert und kein Ego mehr die Seele von ihrem wahren Sein abhält. Die Angst, die euch jetzt noch gefangen hält und euch in die Irrwege der heutigen Lebensform gebracht hat, wird gewandelt sein in eben dieser Liebe. Ihr werdet eins sein mit ALLEM-WAS-IST.

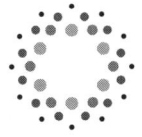

Nachwort

Unsere himmlischen Begleiter und ich hoffen sehr, euch mit diesem Buch die Thematik des Lichtkörperprozesses näher gebracht zu haben. Wir freuen uns besonders, wenn wir Menschen erreichen, die bislang nur wenig mit dem Begriff "Lichtkörperprozess" anfangen konnten und vielleicht in den vielen möglichen Symptomen der Aufstiegsenergien einige ihrer eigenen immer wieder auftretenden Beschwerden entdecken, für die sie bisher keine Ursachen erkennen konnten. Ich weiß aus eigener Erfahrung, wie unbefriedigend meine Arztbesuche oft verlaufen sind, da mir nie jemand Aufklärung und Erklärung bot.

Aber letztendlich sind die Ratschläge von Bartholomäus ja nicht nur auf die Erscheinungsformen des Lichtkörperprozesses beschränkt. Wie er anfänglich erwähnte, dienen die hier beschriebenen Methoden für jede Art von Ursächlichkeiten. Die Geistwesen erklären uns, dass wir Menschen uns zukünftig wieder mehr auf die natürlichen Ressourcen der Erde besinnen sollen. Alle genannten Heilverfahren beruhen ja auf natürlichen Gaben der Natur. Die Ratschläge sollen auch als Anreiz verstanden werden, sich mehr mit alternativen Heilmethoden auseinanderzusetzen. Sie alle helfen im Endeffekt, unsere Selbstheilungskräfte anzuregen und zu aktivieren.

Es wurde auch erwähnt, dass in Zukunft Alternativmedizin und Naturheilkunde einen stetigen Zuwachs erfahren und eine wesentlich größere Rolle spielen werden als bisher.

Zur klassischen Naturheilkunde gehört die Behandlung mit Licht, Luft, Wasser, Heilpflanzen, Ernährung und Bewegung. Sie nutzt Heilmittel, die in der Natur vorkommen. Aus diesem Bereich können wir selbstständig schöpfen, unsere Selbstheilungskräfte aktivieren, uns selbst behandeln. Dies ist der größte Unterschied zur Alternativmedizin, hier benötigen wir Hilfe über Therapeuten.

Zur alternativen Medizin gehören Heilverfahren wie Homöopathie, Akupunktur, Chiropraktik, Osteopathie und orthomolekulare Medizin. "Alternativ" werden diese Verfahren genannt, weil sie nicht Bestandteil der sogenannten "Schulmedizin" sind. Aber manchmal ist die Unterscheidung schwierig, weil viele Verfahren ineinander übergehen, wie Energiearbeiten mit verschiedenen Hilfsmitteln und Verfahren (Matrix, Reiki, Geistheilung).

Die neuen Energien tragen durch die erweiterte Wahrnehmung der Menschen dazu bei, dass das Interesse und die Nachfrage nach den genannten Verfahren immer größer wird. Durch die neue Erkenntnisfähigkeit der Menschen wächst gleichzeitig die intuitive Abneigung gegen alles, was einem schaden kann. Wir werden durch erhöhtes Selbstvertrauen und unseren größer und leichter werdenden Kontakt zu unseren Geistführern und Engeln ein Wissen erhalten, was es uns ermöglicht, den Weg eines gesünderen Lebens gehen zu können und die negativen Auswirkungen von unnatürlichen, chemischen Mitteln frühzeitig zu erkennen und zu meiden. Daraus folgt natürlich, dass die Nachfrage das Angebot bestimmt. So werden wir uns öffnen für Dinge, die jetzt von vielen noch als "unsinnig" abgetan werden. Ich sehe bereits bei mir selbst, wie mein Bewusstsein sich im Laufe meines Lebens immer mehr verändert und anfängt, sich wesentlich unvoreingenommener zu öffnen, ohne dabei eine gesunde Skepsis zu verlieren. Letztere sollte bei all den Versprechungen aus der Geistwelt vorhanden bleiben. In Zeiten des Wandels kann man davon ausgehen, dass es genügend Menschen geben wird, die sich das "Erwachen eines spirituellen Zeitalters" zunutze machen, um daraus ein "Geschäft" zu machen. Es gab und gibt sicher noch lange solche unter uns, die die Gutgläubigkeit von spirituell Suchenden ausnutzen. Darum rate ich jedem, genauestens irgendwelche angeblichen Wundermittel und seine Anbieter zu überprüfen. Man braucht sich nur so einige TV-Sender anzusehen, in denen es nicht um Hilfe für Ratsuchende, sondern in erster Linie nur um finanzielle Bereicherung geht.

Es ist gut zu wissen, dass der zukünftige Mensch immer mehr hilfreiche Verfahren entwickeln wird und spezielle Heilstätten aufsuchen kann, wo er bei seiner spirituellen Entwicklung und beim Lichtkörperprozess Unterstützung findet. Und die Vorstellung, dass alle Menschen ihre Gabe der Kommunikation mit der unsichtbaren Welt entdecken und leben werden, stimmt mich sehr froh. Es gibt für uns keinen größeren Gewinn für die Übergangszeit in eine bessere, heilere und glücklichere Zukunft als den, unsere Freunde von der Anderswelt an unserer Seite zu wissen, mit ihnen zu kommunizieren und uns ihrer Hilfe und Unterstützung sicher zu sein.

Selbstheilung wird auf dem Weg in die 5. Dimension zunehmend zu einer Selbstverständlichkeit werden. Die Geistwelt ist seit langem darum bemüht, uns wieder Mut zu machen, die Verantwortung für unsere Gesundheit und deren Wiederherstellung auf allen Gebieten, ob geistig, psychisch oder physischer Art, zu übernehmen. Wir müssen uns wieder daran erinnern, dass wir eine Energieform unserer Quelle und somit im Urzustand heil sind. Wir sind mit ALLEM-WAS-IST energetisch verbunden, und in Zusammenarbeit mit unserem Bewusstsein und der Quelle ist jede Transformation möglich. Wir werden immer mehr in der Lage sein, unsere "Krankheiten" selbst zu diagnostizieren und zu heilen. Je höher unser Bewusstsein schwingen wird und je mehr die Wahrnehmung zunimmt, umso klarer und einfacher werden sich alle Möglichkeiten, Methoden und Mittel offenbaren. Die Heilanwendung purer Gedanken- und Vorstellungskraft auf unseren Körper in Verbindung mit den hohen Liebesenergien der Quelle wird nicht nur Geistheilern vorbehalten bleiben. Man kann bereits jetzt feststellen, wie viele jahrzehntelang in Vergessenheit geratene Alternativen plötzlich wie Pilze aus dem Boden wachsen und sich rasant verbreiten. Allein die Quantenheilung erfreut sich eines ungeheuer großen Zuwachses und die 2-Punkte-Methode ist in aller Munde, zumal sie einfach umgesetzt und wunderbar alleine angewendet werden kann.

Ich danke allen himmlischen Freunden, dass sie mich als Lichtarbeiter mit einbeziehen in die große Schar der Helfer in menschlicher Gestalt, die andere informieren dürfen. Bartholomäus, Josefine und ich danken dem Leser von ganzem Herzen für seine Zeit und sein Interesse. Und wenn Sie dieses Buch weiterempfehlen an die, von denen Sie glauben, es könnte für sie hilfreich sein, so seien Sie sich eines dankbaren Lächelns aus der Geistwelt sicher.

Über die Autorin

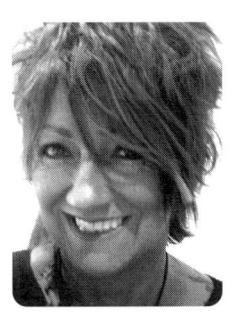

Nach einem Burn-out durch ihre 10-jährige Tätigkeit als Betreuerin in einem Wohnheim für Suchtkranke, folgte Susanna Winters dem Ruf ihrer Seele und begann ihr Leben neu zu strukturieren. Seither arbeitet sie halbtags als Ergotherapeutin in einer Einrichtung für psychisch kranke Mädchen, um mehr Zeit für ihr "spirituelles Sein" zu haben. So bietet sie seither astrologische Beratungen an und hat mit zwei Energiearbeiterinnen zusammen ein neuartiges astrologisches Aufstellungsangebot erarbeitet und etabliert, das sich von anderen Aufstellungen durch Art und Intensität abhebt und einzigartig ist.

Seit ca. 30 Jahren beschäftigt sie sich mit spirituellen Themen, wobei Astrologie zu ihrer Passion wurde und dem "Jenseits" bzw. der geistigen Welt ihr besonderes Interesse gilt. Einen ersten Kontakt und Gespräche mit ihrem Höheren Selbst und ihr Erkennen der Anwesenheit von Engeln hatte sie vor ca. 15 Jahren. 2013 erhielt sie überraschenderweise von ihrem Schutzengel den Auftrag zu ihrem ersten Buch "Kommuniziere mit Deinem Engel", welches 2014 erschien. Seitdem meldeten sich noch weitere Geistwesen. Susanna hat auch Kontakte zu Aufgestiegenen Meistern wie Bartholomäus, mit dessen Hilfe sie nun ihr zweites Buch verfasst hat.

In den letzten Jahren hat sich ihre spirituelle Entwicklung rasant verstärkt, und sie ist voller Dankbarkeit und Freude, so viel Unterstützung und Liebe aus der Geistwelt zu erhalten, um selbst weiter zu wachsen und als Engelmedium Botschaften an andere weitergeben zu dürfen.

http://susamitengel.jimdo.com

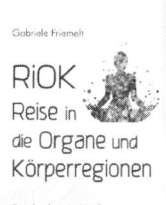

240 Seiten, mit farb. Karten zum Ausschneiden, broschiert
ISBN 978-3-89845-540-4
€ [D] 18,95

Gabriele Friemelt

RiOK – Reise in die Organe und Körperregionen
Die heilende Kraft der Zahlen und Farben

Bei vielen Menschen ist die Liebe zu ihrem Körper und das Bewusstsein für den Körper abhandengekommen.
Dieses Buch unterstützt Sie mit vielen Übungen und Anregungen darin, einen intensiven Kontakt zu Ihrem Körper aufzunehmen und sich besser kennenzulernen und zu verstehen.
Gabriele Friemelt gibt Ihnen die Möglichkeit und das Handwerkzeug, sich selbst und Ihre Organe in die Heilung zu bringen.
Schenken Sie sich daher die Liebe, Zeit und Aufmerksamkeit, die Sie und Ihr Körper brauchen und werden Sie eins mit Ihrem Körper und mit sich selbst.

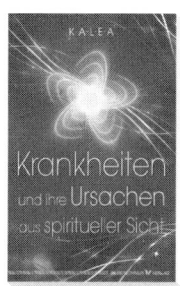

304 Seiten, broschiert
ISBN 978-3-89845-451-3
€ [D] 16,95

Kalea

Krankheiten und ihre Ursachen aus spiritueller Sicht

Hilfe und Heilung aus spiritueller Sicht.
Krankheit ist ein Spiegel der Seele, sie hat ihren Ursprung in uns selbst und zeigt dass etwas in unserem Leben nicht richtig läuft. Die Heilerin Kalea geleitet uns zu einem tiefen Verständnis der Krankheit, indem sie uns vermittelt, was die geistige Welt dazu sagt. Ihre Channelings zu den 80 häufigsten Krankheitsbildern, zu deren Ursachen sowie zu den Heilungsansätzen bieten uns einen einzigartigen Kontakt zu unserer eigenen, heilenden Seele.
Kalea zeigt praktische Lösungsansätze, die wahren Ursachen unserer Krankheit und geleitet uns zur Heilung unserer Seele und unseres Körpers.

400 Seiten, Flexocover
ISBN 978-3-89845-538-1
€ [D] 19,95

Christiane Finnan

Spirituelle Kinesiologie
Leben im Gleichgewicht von Körper, Geist und Seele

Dieses außergewöhnliche Buch lädt Sie ein, Ihr Leben bewusst in die Hand zu nehmen. Sind Sie daran interessiert, ab sofort bewusst zu leben und Ihre wahre Kraft einzusetzen?
Dieses Buch vermittelt dazu eine gänzlich neuartige Methode, eine Kombination aus kinesiologischen Systemen mit spirituellen Aktivierungen, die Ihren Körper, Ihren Geist und Ihre Seele in ein harmonisches Gleichgewicht bringt. Einfühlsame Channelings von Erzengel Ariel unterstützen Sie dabei, unerlöste Themen zu heilen und inneren Frieden zu erreichen.

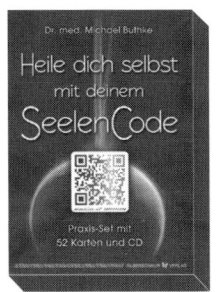

52 Karten, mit Begleit-CD und
40 Seiten Begleitheft, in Box
EAN 4260075280295
€ [D] 19,95

Dr. med. Michael Buthke

Heile dich selbst mit deinem Seelencode
Praxis-Set mit 52 Karten und CD

Dieses Kartenset ist ein Wörterbuch deiner Seele. Es macht dir die oft ungehörten Botschaften deiner Seele zugänglich und übersetzt sie in sogenannte Gehirncodes – prägnante Leitsätze, die dir bewusst und unbewusst helfen, dein Leben in eine neue Richtung zu lenken. Mit diesem Kartenset aktivierst du stärkende Energien in dir. Du kannst es überall und in jeder Lebenslage nutzen, um einen Genesungsprozess seelisch zu unterstützen, dein emotionales Gleichgewicht wiederherzustellen, Orientierung zu finden, Entscheidungen zu treffen oder dein persönliches Wachstum zu fördern.

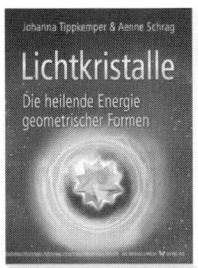

216 Seiten, mit Abb., durchg.
farbig, broschiert
ISBN 978-3-89845-518-3
€ [D] 16,95

Johanna Tippkemper & Aenne Schrag

Lichtkristalle
Die heilende Energie geometrischer Formen

Wir sind von Schwingungen verschiedenster Energieformen umgeben, und wir Menschen sind als lebende Organismen mit all diesen Energieformen verbunden.
Entdecken Sie, wie wir diese heilbringenden Schwingungen nutzen können. Dazu sind in diesem Buch die wichtigsten Symbole und Lichtkristalle der Heiligen Geometrie mit ihren heilenden Eigenschaften beschrieben. Mit ihnen können wir Dissonanzen harmonisieren und Energien aktivieren, die Mensch und Natur gesund erhalten.

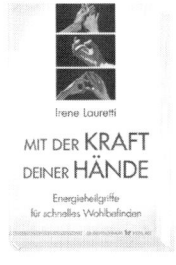

128 Seiten, 4-farbig,
wattiert, gebunden
ISBN 978-3-89845-499-5
€ [D] 12,95

Irene Lauretti

Mit der Kraft deiner Hände
Energieheilgriffe für schnelles Wohlbefinden

Egal, wo Sie gerade sind oder wie viel Zeit Sie haben – Sie jederzeit schnell und effektiv Ihre Gesundheit stärken, Beschwerden lindern und Ihre Energiereserven auffüllen.
Irene Lauretti zeigt Ihnen, wie Sie Ihre Selbstheilungskräfte mobilisieren. Alles, was Sie dafür benötigen, sind Ihre Hände.
Durch sanftes Halten der Finger und Berühren bestimmter Energiepunkte am Körper erreichen Sie jeden Bereich Ihres Seins. Die Heilgriffe geben Ihnen in jedem Augenblick genau das, was Ihr Körper und Ihre Seele gerade benötigen!
Erreichen Sie ab sofort einfach und schnell mehr Wohlbefinden, Gesundheit und Vitalität!

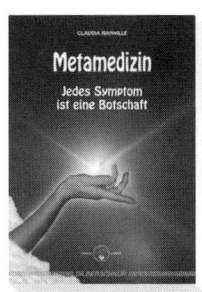

498 Seiten, broschiert
ISBN 978-3-89845-196-3
€ [D] 24,90

Claudia Rainville
Metamedizin
Jedes Symptom ist eine Botschaft

Warum bin ich krank? – Dieser Frage geht die Autorin in diesem umfangreich dokumentierten Buch nach und kommt zu dem einfachen, aber weitreichenden Schluss, dass die Symptome einer Krankheit als Botschaften des Körpers zu verstehen sind. Dank der vielen Fallbeispiele aus ihrer über zwanzigjährigen Forschungs- und Therapiearbeit liest sich dieses Buch wie eine spannende Dokumentation zum Thema Gesundheit.

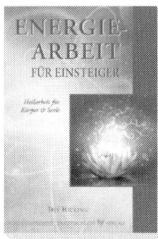

160 Seiten, broschiert
ISBN 978-3-89845-504-6
€ [D] 6,95

Iris Hicking
Energiearbeit für Einsteiger
Heilarbeit für Körper & Seele

Ganzheitliche Gesundheit beginnt auf der energetischen Ebene, denn jeder Mensch besitzt einen Energiekörper, der für das Wohlbefinden ebenso entscheidend ist wie der physische Körper. Die Geistheilerin Iris Hicking macht Sie mit den Grundlagen der spirituellen Heilarbeit vertraut. Auf einfache und leicht nachvollziehbare Weise führt Iris Hicking Sie in die Deutung von Krankheitsbildern und leitet Sie an, mit den feinstofflichen Energien zu arbeiten. Sie gibt Ihnen die richtigen Werkzeuge an die Hand, um energetische Heilarbeit erfolgreich anzuwenden.

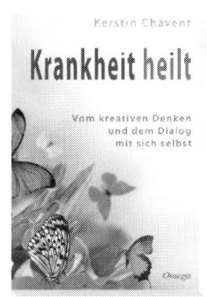

136 Seiten, broschiert
ISBN 978-3-930243-71-6
€ [D] 12,95

Kerstin Chavent
Krankheit heilt
Vom kreativen Denken und dem Dialog mit sich selbst

»Ich denke, also bin ich, was ich denke«, sagte sich Kerstin Chavent, nachdem sie den ersten Schock nach der Diagnose Krebs überwunden hatte. Sie begann ihre Gesundheit selbst in die Hand zu nehmen und besann sich auf ihre Selbstheilungskräfte. Hier gibt sie weiter, was ihr geholfen hat: neben Visualisierungen und Meditation vor allem das heilende, aufrichtige Gespräch mit sich selbst. Die Autorin bietet eine Vielzahl von Inspirationen und Übungen und zeigt, wie man mit ganzheitlichem Heilen und Selbstheilungskräften wirklich etwas erreichen kann.

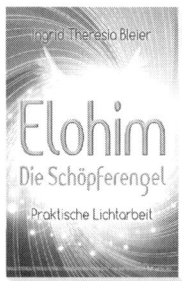

168 Seiten, broschiert
ISBN 978-3-89845-486-5
€ [D] 14,95

Ingrid Theresia Bleier

Elohim – Die Schöpferengel

Praktische Lichtarbeit

Die Elohim, die göttlichen Schöpferkräfte, helfen uns, unsere uns innewohnenden schöpferischen Kräfte zu aktivieren. Wie wir unter der Führung der liebenden Engelkräfte unseren eigenen Kern zum Leuchten bringen, zeigt uns Ingrid Theresia Bleier. Ihre alltagstaugliche Anleitung zur praktischen Lichtarbeit bereitet uns den Weg zur göttlichen Ebene.
Die Elohim stehen an unserer Seite. Wir können uns mit ihnen verbinden, um an der Neugestaltung der vielfältigsten Lebensbereiche mitzuwirken.

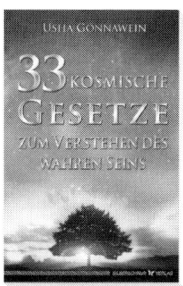

296 Seiten, broschiert
ISBN 978-3-89845-469-8
€ [D] 16,95

Usha Gönnawein

33 kosmische Gesetze zum Verstehen des wahren Seins

Usha Gönnawein macht Sie mit den 33 kosmischen Energiegesetzen vertraut. Die geistigen Gesetze dieses Buches helfen Ihnen zu begreifen, warum Sie hier sind, wie Sie sind, was Sie noch lernen dürfen und wie Sie das Gelernte anwenden können, damit Sie als Mensch Ihre Göttlichkeit erkennen. Dieses Bewusstseinsbuch beflügelt Sie zu einem neuen Verstehen Ihres wahren Seins – für ein leichteres und zufriedeneres Leben in Fülle!

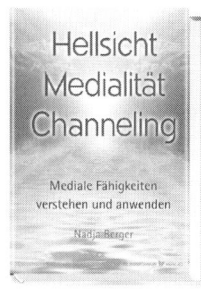

256 Seiten, Flexocover
ISBN 978-3-89845-434-6
€ [D] 16,95

Nadja Berger

Hellsicht, Medialität, Channeling

Mediale Fähigkeiten verstehen und anwenden

Nadja Berger macht Sie mit der Kunst der medialen Wahrnehmung und Kommunikation vertraut und begleitet Sie dabei, diese zu erkunden und auszuüben.
Viele praktische Anleitungen und Übungen zur Schulung eigener sensitiver Fähigkeiten helfen Ihnen, Grenzen zu überschreiten, die einem normalerweise gegeben sind, und Dinge zu überschauen, die man aus der alltäglichen Position heraus nicht wahrnehmen kann.
Entdecken Sie Ihre medialen Fähigkeiten, stärken Sie Ihre Intuition und begegnen Sie Ihren geistigen Helfern! Dieses Buch macht es möglich.

Weiterführende Informationen zu
Büchern, Autoren und den Aktivitäten
des Silberschnur Verlages erhalten Sie unter:
www.silberschnur.de

Natürlich können Sie uns auch gerne den
Antwort-Coupon aus dem beiliegenden
Lesezeichenflyer zusenden.

Ihr Interesse wird belohnt!